Heike Walper

Basale Stimulation®

herausgegeben von *Nadine Lexa*

Palliative Care für Einsteiger Band 1

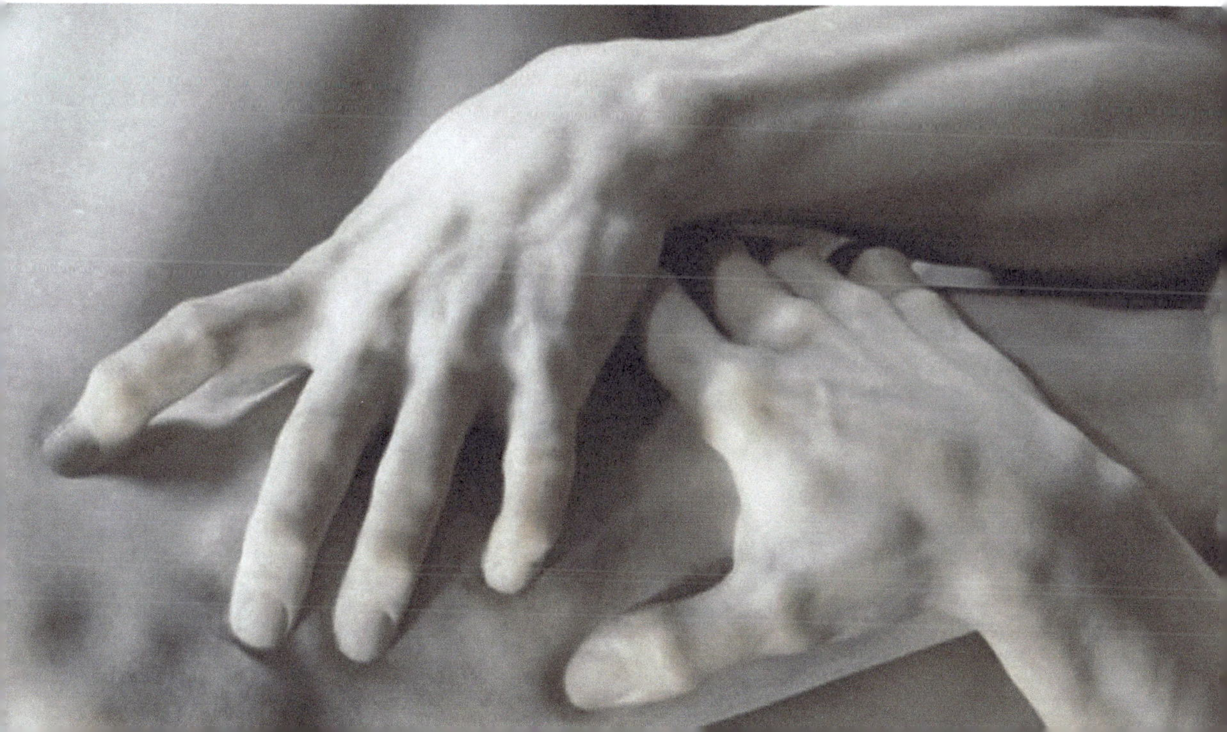

Inhalt

Der Begriff *Basale Stimulation®* ist ein von Prof. Dr. Andreas Fröhlich mit ® markenrechtlich geschützter Begriff.

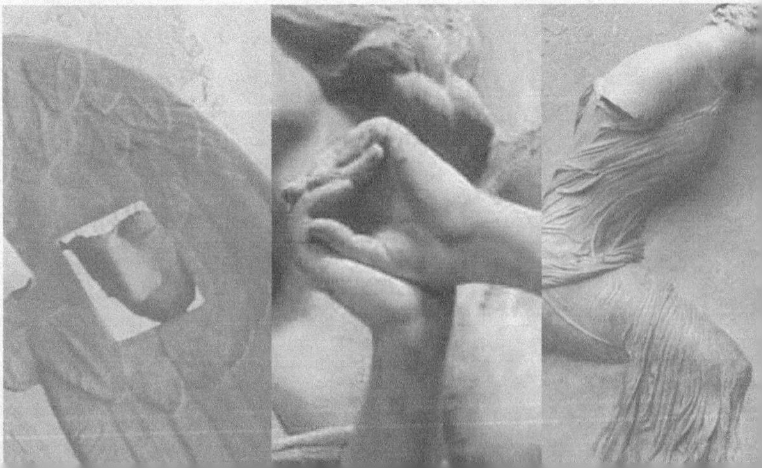

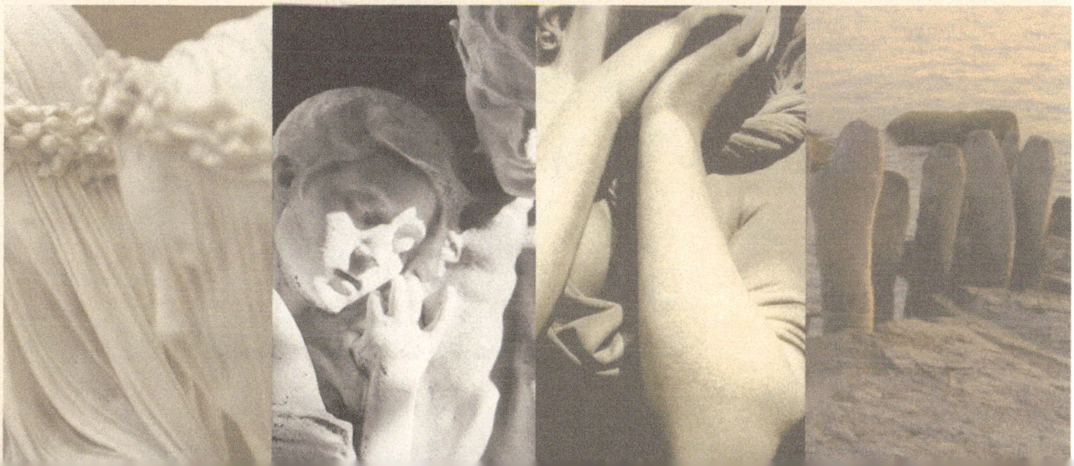

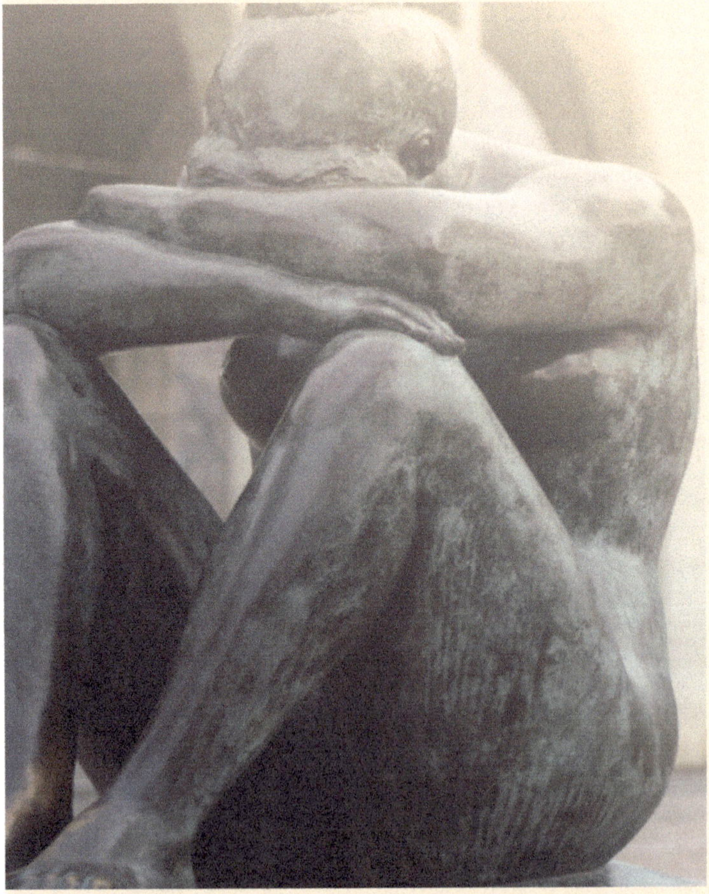

I Vorwort

Palliativ Care bedeutet Betreuung und Begleitung von Betroffenen und dessen Zugehörigen in der letzten Lebensphase. Die Buchreihe „Palliativ Care für Einsteiger“ startet deshalb mit dem für Betroffene so wichtigen Thema „Basale Stimulation®“, dargestellt durch eine Expertin auf diesem Gebiet, Frau Heike Walper. Frau Walper verfügt über eine exzellente Fachexpertise, die sowohl auf einer jahrelangen Praxiserfahrung in einem stationären Hospiz als auch auf fundiertem theoretischen Wissen beruht. Als erfahrene Trainerin im Bereich „Basale Stimulation®“ begeistert Frau Walper seit Jahren zahlreiche KursteilnehmerInnen.

Das Angebot der basalen Stimulation bietet ein unterstützendes und/oder ergänzendes Angebot, wenn andere Therapien wie beispielsweise medizinische oder pflegerische nicht zur erhofften Linderung für den Betroffenen beitragen. Hierbei setzt die basale Stimulation® bei allen Lebensthemen an, die für den Betroffenen aufgrund seiner bestehenden Biografie wichtig sind. Somit gelingt eine optimale Einschätzung der aktuellen Situation bei schwerkranken Menschen und eine verbesserte Behandlung zur Symptomlinderung.

Durch das Konzept der basalen Stimulation besteht die Möglichkeit, mit dem Betroffenen auf unterschiedlichste Weise in Kontakt zu treten. Alle Sinne des Menschen können so angesprochen, Beziehungen so aufgenommen und individuell gestaltet werden. Durch verschiedene Anwendungsmöglichkeiten erlebt der Betroffenen Sicherheit und Vertrauen wird so aufgebaut.

In dem vorliegenden Buch erhält der Leser kurze und einfache Anleitungen für die Umsetzung des Konzepts in die Praxis. Des Weiteren zeigen die Beispiele und Anleitungen, wie basale Stimulation® zu einer gelungen Symptomkontrolle beitragen kann.

Jeder Betroffene hat sein Leben, seine Würde – und seinen individuellen Tod. Und jeder ist dabei der Erste. „Ein sterbender Mensch ist ein lebender Mensch in seiner letzten Lebensphase“, so die Autorin. Das vorliegende Buch leistet für Betroffene und alle deren Umfeld Tätige einen wichtigen Beitrag, beruht es doch auf der Erkenntnis, dass das Leben zu erhalten gleichzeitig bedeutet Lebensqualität zu erhalten.

Nadine Lexa

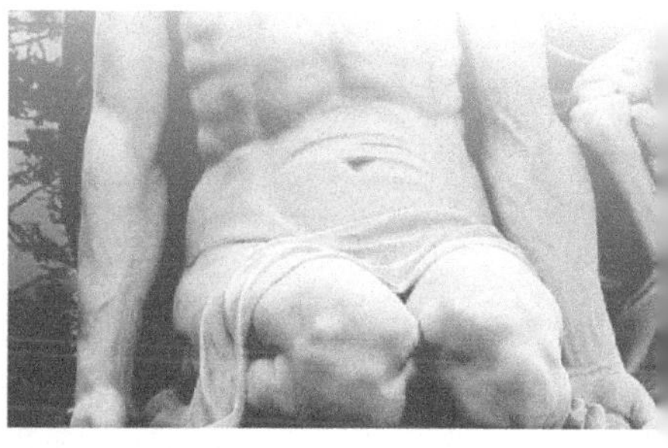

Kapitel 1

Entstehungsgeschichte

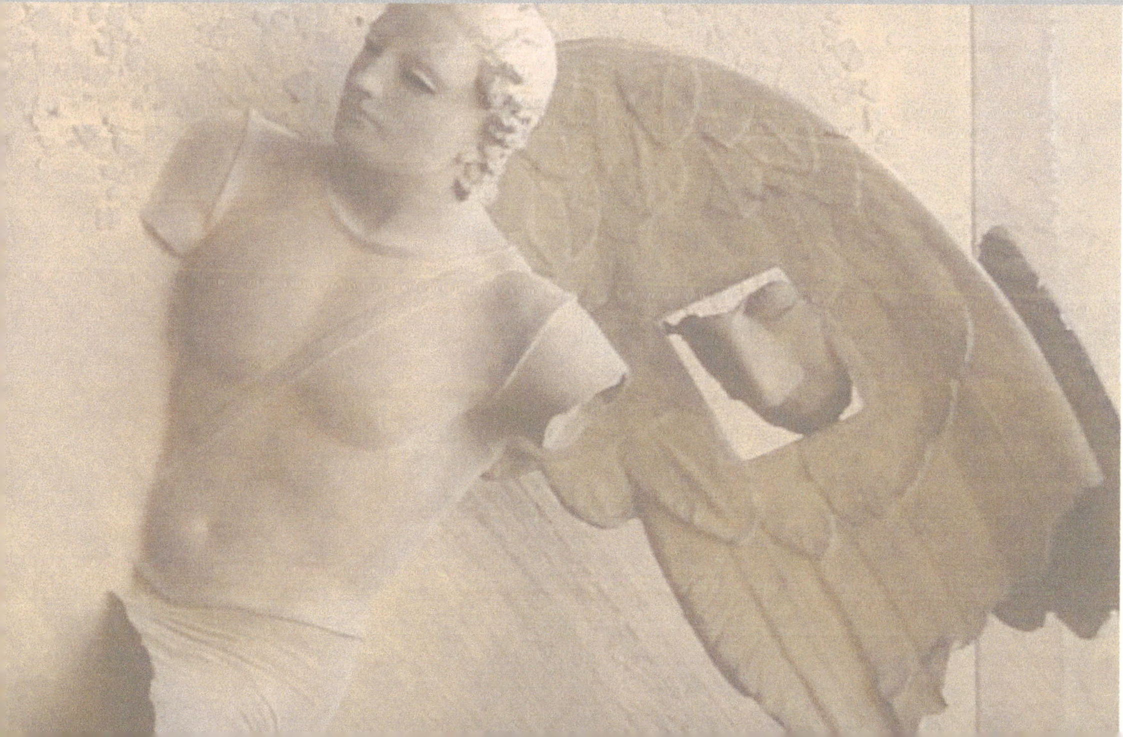

1 Entstehungsgeschichte

Das Konzept Basale Stimulation® wurde in den 1970er Jahren von dem Sonderpädagogen Prof. Andreas Fröhlich entwickelt. Für einen Schulversuch sollten Möglichkeiten gefunden werden, Kinder und Jugendliche mit schwersten Behinderungen zu unterrichten also mit ihnen in fördernde Interaktion zu treten.

Für Außenstehende war das elementare Bedürfnis der Behinderten nach Wahrnehmung, Bewegung, Kommunikation und Entwicklung kaum erkennbar. Im Rahmen des Schulversuches wurde deutlich, dass auch schwer behinderte Menschen Erlebnis- und Wahrnehmungsfähigkeit besitzen und über psychosoziale Kompetenzen verfügen. Den Kindern werden voraussetzungslose Wahrnehmungserfahrungen angeboten. Das bedeutet, dass diese Angebote keine Fähigkeiten oder Eigenaktivität voraussetzten. Sie knüpfen an frühe, oft vorgeburtliche Erfahrungen an: Körpererfahrung als Körperwahrnehmung auf der *somatischen* Ebene (das Spüren des eigenen Körpers), auf der *vestibulären* Ebene (Bewegungserfahrungen – Bewegung des eigenen Körpers erleben) und auf der *vibratorischen* Ebene (Wahrnehmung eines inneren Körperbildes). Die Kontaktaufnahme mit der Umwelt kann durch akustische, optische, orale, gustatorische und olfaktorische, sowie taktile Erfahrungen erlebt werden. Die wahrnehmungsveränderten Kinder haben im Rahmen ihrer Möglichkeiten auf diese Interaktionsangebote reagiert und eine elementare Kommunikation entwickelt. Sie werden in ihrem Erleben begleitet und können ihre Fähigkeiten selbst erweitern.

Das neue Konzept „Basale Stimulation®“ fördert die Entwicklung durch Interaktion über die Körper- und Umweltsinne:
Basal (lat: die Basis bildend): meint eine Kontaktaufnahme mit Menschen und der Umwelt durch die elementaren Möglichkeiten der Wahrnehmung.
Stimulation (stimulieren: anregen, ermuntern): meint Angebote, die den Menschen neugierig machen, mit anderen Personen und / oder der Umwelt in Kontakt zu sein.

Diese Angebote der Basalen Stimulation sind voraussetzungslos, der Patient muss nicht in Vorleistung treten, er muss keine bestimmten Fähigkeiten aufweisen und er muss nicht kooperativ sein. Basale Stimulation® fördert die Reaktionsfähigkeit eines Menschen – sie setzt diese aber nicht voraus.

Angebote der Basalen Stimulation® sind erwartungsfrei. Das bedeutet, die Art und Weise wie ein Mensch auf ein Angebot reagiert, ist ergebnisoffen und nicht im Voraus zu erwarten oder planbar. Möglicherweise ist die Reaktion kaum wahrnehmbar oder als scheinbare „Nichtreaktion" eine autonome Willensbekundung und so eine ehrliche Antwort.

Gemeinsam mit der Krankenschwester und Pflegewissenschaftlerin Christel Bienstein übertrug Andreas Fröhlich das Konzept Basale Stimulation®, welches aus den Erfahrungen der Arbeit mit behinderten Menschen entstanden war, auf die Pflege und Förderung von Menschen mit Wahrnehmungsstörungen. Basale Stimulation® in der Pflege versucht, schwer erkrankten Menschen bekannte, elementare Wahrnehmungserfahrungen zu ermöglichen, um sie in ihrem Erleben zu begleiten und ihre Fähigkeiten zu fördern. Das Ziel der Basalen Stimulation ist in der Pädagogik bei behinderten Menschen und in der Pflege dasselbe: Begleitung und Förderung individueller Lernprozesse eines erkrankten Menschen.

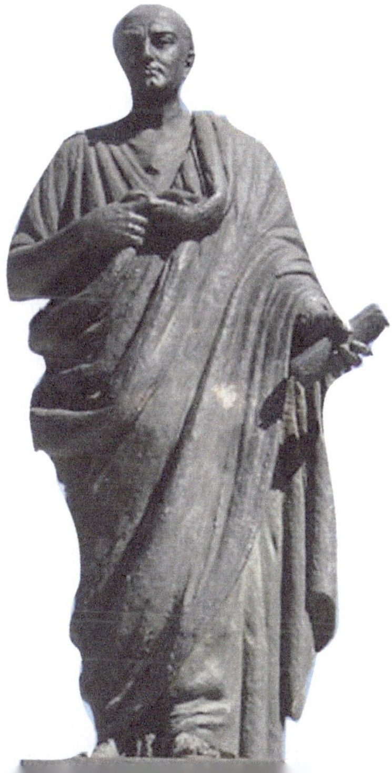

10 Basale Stimulation

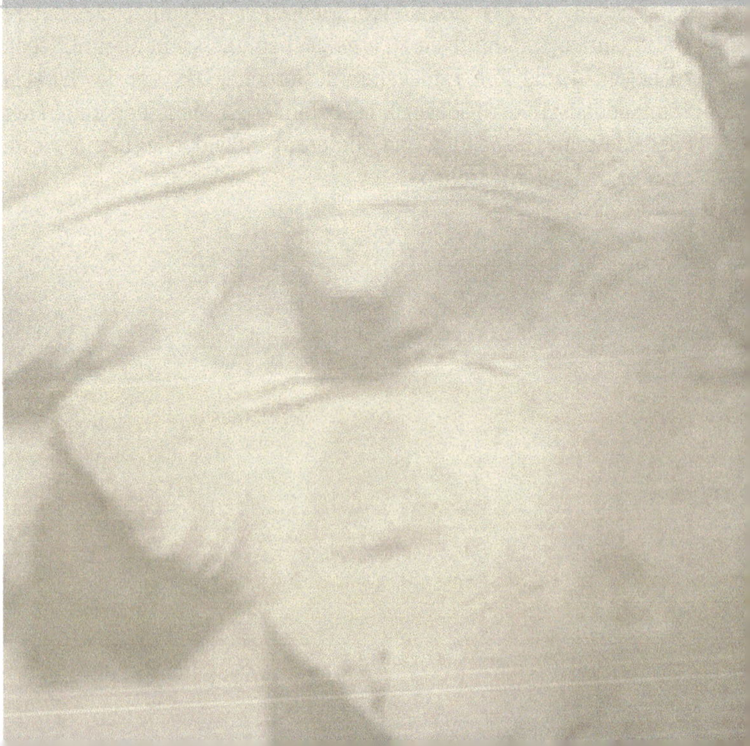

Kapitel 2

Zielgruppe

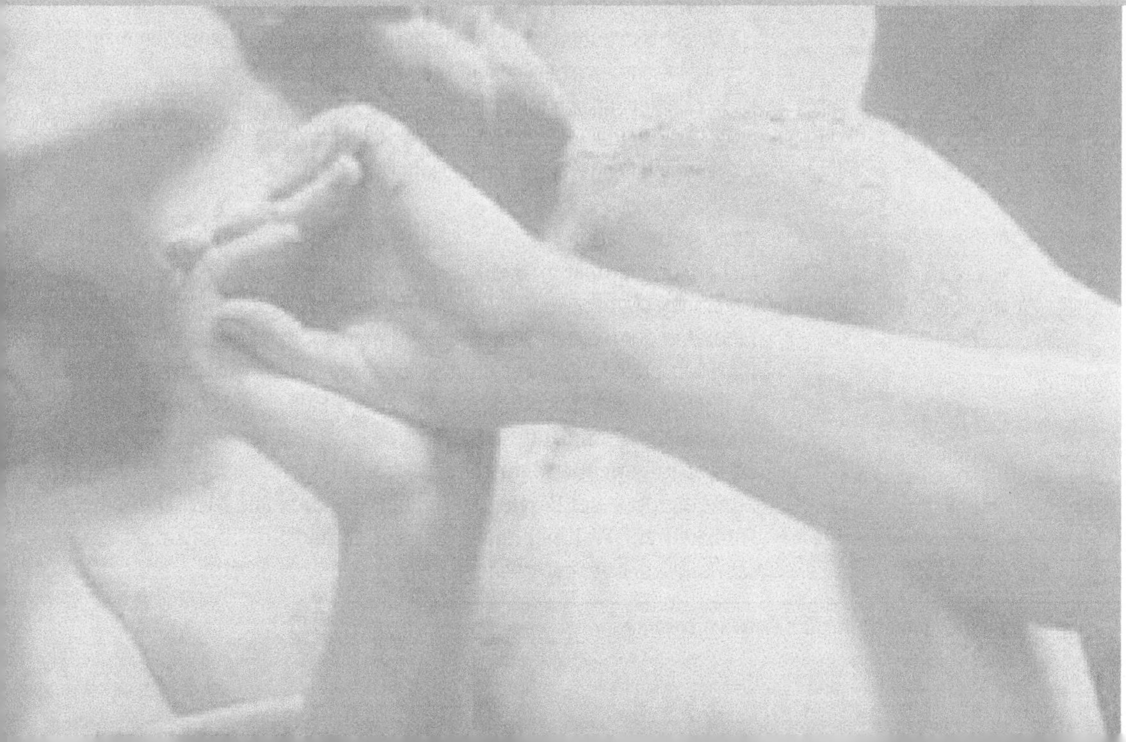

2 Zielgruppe

Andreas Fröhlich beschreibt Basale Stimulation® wie folgt:
„Basale Stimulation® ist ein Konzept zur Förderung von Menschen in krisenhaften Lebenssituationen, in denen ihre Austausch- und Regulationskompetenzen deutlich vermindert, eingeschränkt oder dauerhaft behindert sind.
Dabei stehen die Fähigkeiten zur Wahrnehmung, Kommunikation sowie zur Bewegung im Zentrum des Konzeptes.
Durch einfache und grundlegende Austauschangebote und -hilfen sollen Kompetenzen erhalten, gesichert und aufgebaut werden. Basale Stimulation® ist eine Form ganzheitlicher, körperbezogener Kommunikation für Menschen mit wesentlichen Einschränkungen.
Basale Stimulation® versteht sich:

- Als Angebot körperbezogenen und ganzheitliches Lernens
- Als umfassende Entwicklungsanregung in sehr frühen Lebensphasen
- Als Orientierung in unklaren Wahrnehmungs-, Kommunikations- und Bewegungssituationen
- Als Stressreduzierung für Menschen in belastenden Grenzsituationen z. B. in schweren gesundheitlichen Krisen
- Als Begleitung von Menschen in ihrem Sterben
- Als psychotherapeutisch orientierte Begleitung in schwierigen Wahrnehmungs- und Kommunikationsphasen

Basale Stimulation® ist immer ausgerichtet an grundlegenden, einfachen und primären Bedürfnissen des Not leidenden Menschen in unterschiedlichen, schwierigen Lebenssituationen.
Elemente der Basalen Stimulation können auch in anderen Situationen für Menschen ohne wesentliche Beeinträchtigungen anregend, entspannend oder bereichernd sein. In diesen Fällen sollte man aber nicht von Basaler Stimulation sondern von „basal orientierter Anregung“ oder „basal orientiertem Arbeiten“ sprechen.“[1]
Zur Zielgruppe der Basalen Stimulation gehören alle Menschen, deren Fähigkeit zur Wahrnehmung, Bewegung und Kommunikation eingeschränkt oder verändert sind.

1 Prof. Dr. Andreas Fröhlich Juli 2008 *www.basale-stimulation.de Download 12.09.2013*

Im Bereich der Palliativpflege sind das:
- Menschen mit quantitativen Bewusstseinsveränderungen (z. B. Somnolenz, Sopor oder Koma)
- Menschen mit neurologischen Symptomen (z. B. Paresen, Aphasie, Spastik, Verwirrtheit, Delir...)
- Menschen mit Schmerzen, Dyspnoe, Unruhe oder Angst
- Menschen mit Schlafstörungen
- Menschen in der letzten Lebensphase

Laut Fröhlich (1999, 16) ist all diesen Menschen gemeinsam, dass sie
- körperliche Nähe brauchen, um andere Menschen wahrnehmen zu können
- den Pflegenden brauchen, der ihnen die Umwelt auf einfachste Weise nahe bringt
- den Pflegenden brauchen, der ihnen Fortbewegung und Lageveränderung ermöglicht
- den Pflegenden brauchen, der sie auch ohne Sprache versteht und sie zuverlässig versorgt und pflegt

Fröhlich beschreibt Basale Stimulation® als ganzheitliches Konzept: „Ein wesentlicher Gedanke Basaler Stimulation ist ihr Anspruch auf Ganzheitlichkeit. Das zugrunde liegende Modell geht davon aus, dass es nicht möglich ist zwischen Körper und Seele sinnvolle Unterscheidungen zu treffen. Wir können mit unseren Methoden und Zugehensweisen nur den ganzen Menschen berühren, eine willkürliche Unterscheidung zwischen körperlicher und seelischer Wirkung ist unzulässig. (...) Nach unserer Überzeugung gibt es nur den Menschen, und Menschsein ist unteilbar."

(Fröhlich in Neander et al. 1993 Kap IV – 2.3, 1)

Der Anspruch auf Ganzheitlichkeit bedeutet, dass Fachwissen, Kenntnisse und Handfertigkeiten nicht zur schematischen Anwendung des Konzeptes verwendet werden. Der eigentliche Hintergrund bildet eine Haltung die den Menschen und seine Zugehörigen individuell nach

seinen bzw. ihren Zielen begleitet und die persönliche Entwicklung in jeder Lebensphase fördert.
Diese zentralen Ziele der Basalen Stimulation sind die zentralen Lebensthemen der Menschen und bestimmen die Pflegeangebote im Kontext eines individuellen Menschenbildes.

- Leben erhalten und Entwicklung erfahren
- Das eigene Leben spüren
- Sicherheit erleben und Vertrauen aufbauen
- Den eigenen Rhythmus entwickeln
- Das Leben selbst gestalten
- Die Außenwelt erfahren
- Beziehung aufnehmen und Begegnung gestalten
- Sinn und Bedeutung geben und erfahren
- Selbstbestimmung und Verantwortung leben (frühere Bezeichnung: Autonomie und Verantwortung leben)

Diese Lebensthemen sind individuell, in unterschiedlicher Priorität und in verschiedenen Situationen für den Menschen wichtig. Der Zusammenhang zwischen den Lebensthemen und der Einschätzung und Behandlung von Symptomen bei schwerkranken Menschen ist Thema dieses Buches.

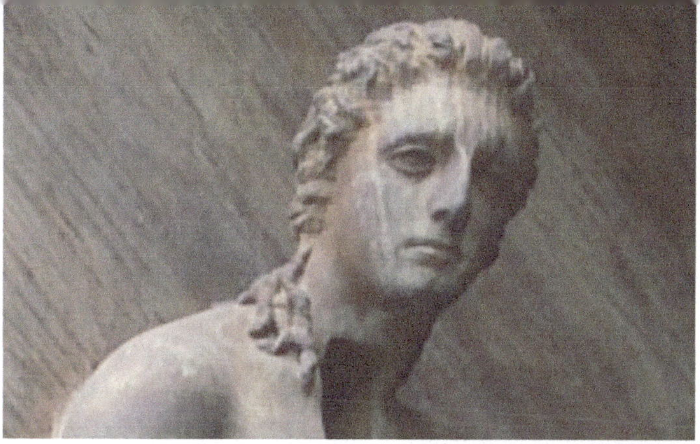

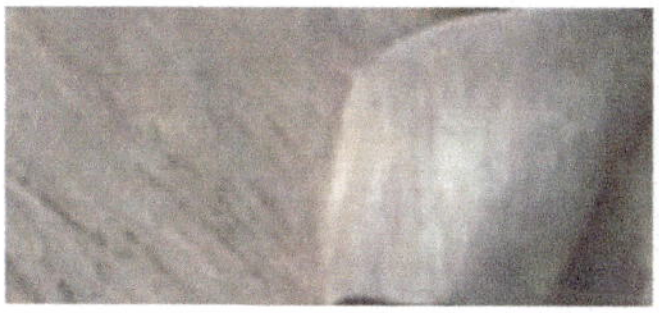

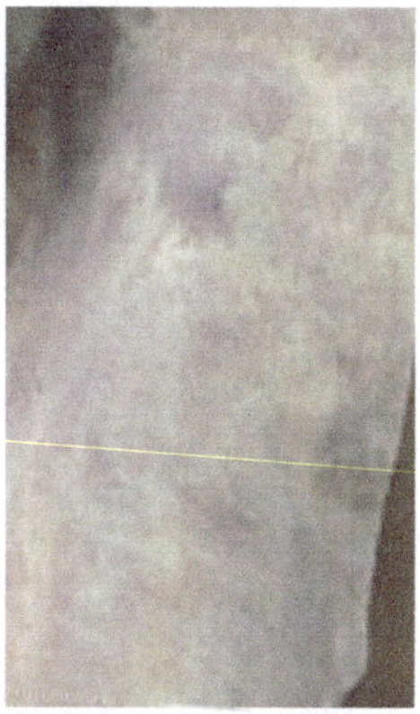

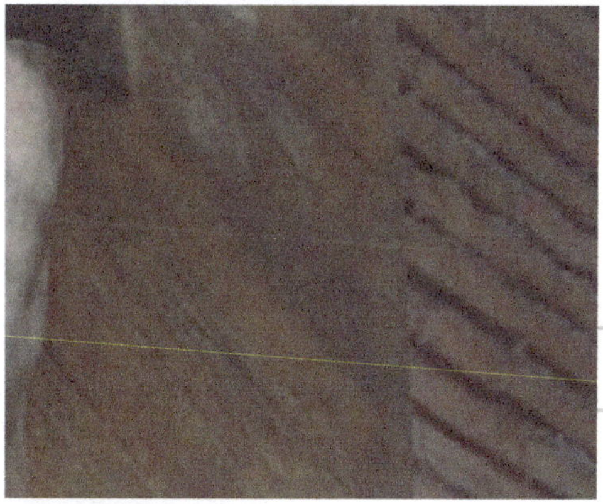

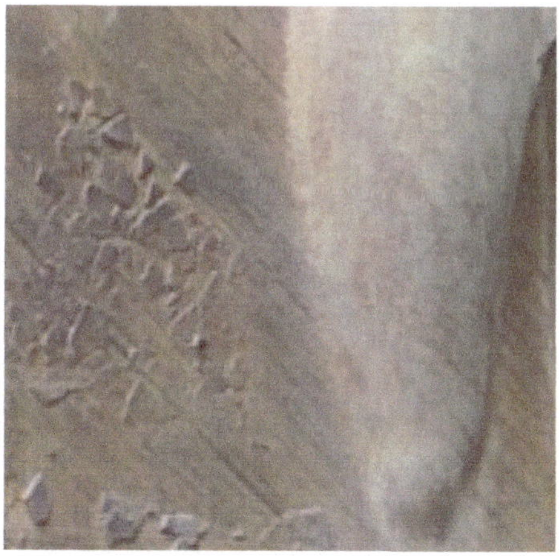

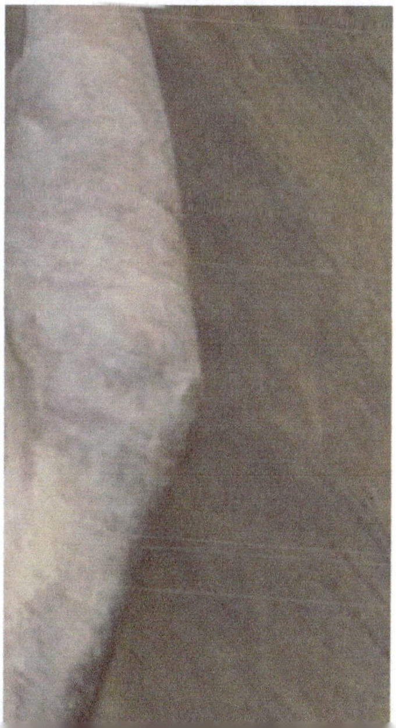

16 Basale Stimulation

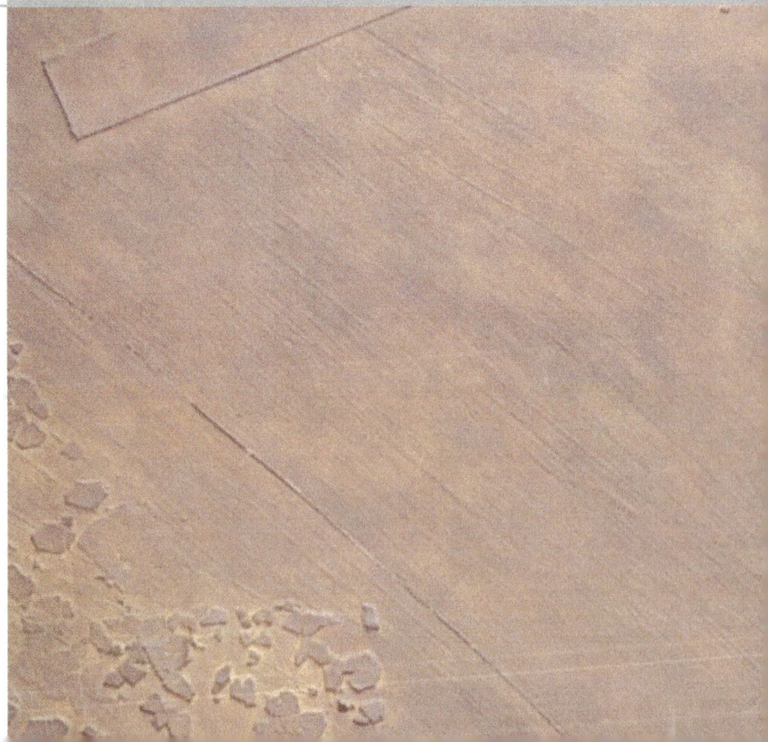

Kapitel 3

Das Menschenbild der Basalen Stimulation® und in Palliative Care

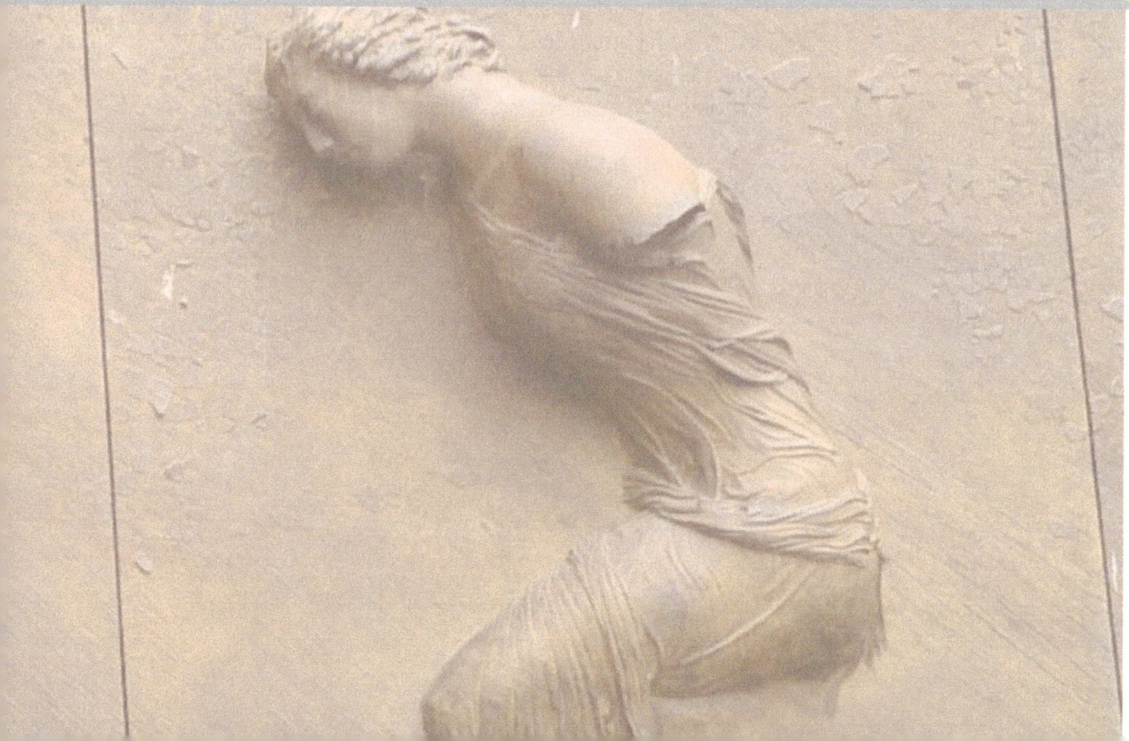

3 Das Menschenbild der Basalen Stimulation und in Palliative Care

Basale Stimulation® sieht den Menschen als autonome Persönlichkeit, der in einer Wechselbeziehung mit der personalen und materiellen Umwelt lebt. Wenn der Mensch in seiner Autonomie eingeschränkt ist, ist auch die Fähigkeit, diese Wechselbeziehung und damit die Wirksamkeit seiner eigenen Person zu erleben, eingeschränkt.
In Palliative Care hat diese Selbstwirksamkeit, die sich durch personale autonome Willensbekundung zeigt, besondere Bedeutung. Ein wertschätzendes Menschenbild steht im Mittelpunkt und ist Richtlinie für therapeutisches und pflegerisches Handeln. Beide Konzepte, Basale Stimulation® und Palliative Care, sehen den Menschen als Person mit einer einzigartigen Biografie und als gleichwertigen Partner mit einem Bedürfnis nach Ausdruck und Kommunikation in seiner gegenwärtigen Lebenssituation. Basale Stimulation® und Palliative Care betrachten die Kommunikation, die soziale Kompetenz und die eigenen und individuell sinnvollen Bewältigungsstrategien als Ressourcen des Menschen in jeder Lebensphase.
Das individuelle ganzheitliche Menschenbild der Palliativpflege wird in der Betrachtung des Menschen und seiner zentralen Lebensthemen (zentrale Ziele der Basalen Stimulation), und damit den zentralen Bedeutungen menschlicher Existenz erlebbar. *(Walper 2012, 37–38)*

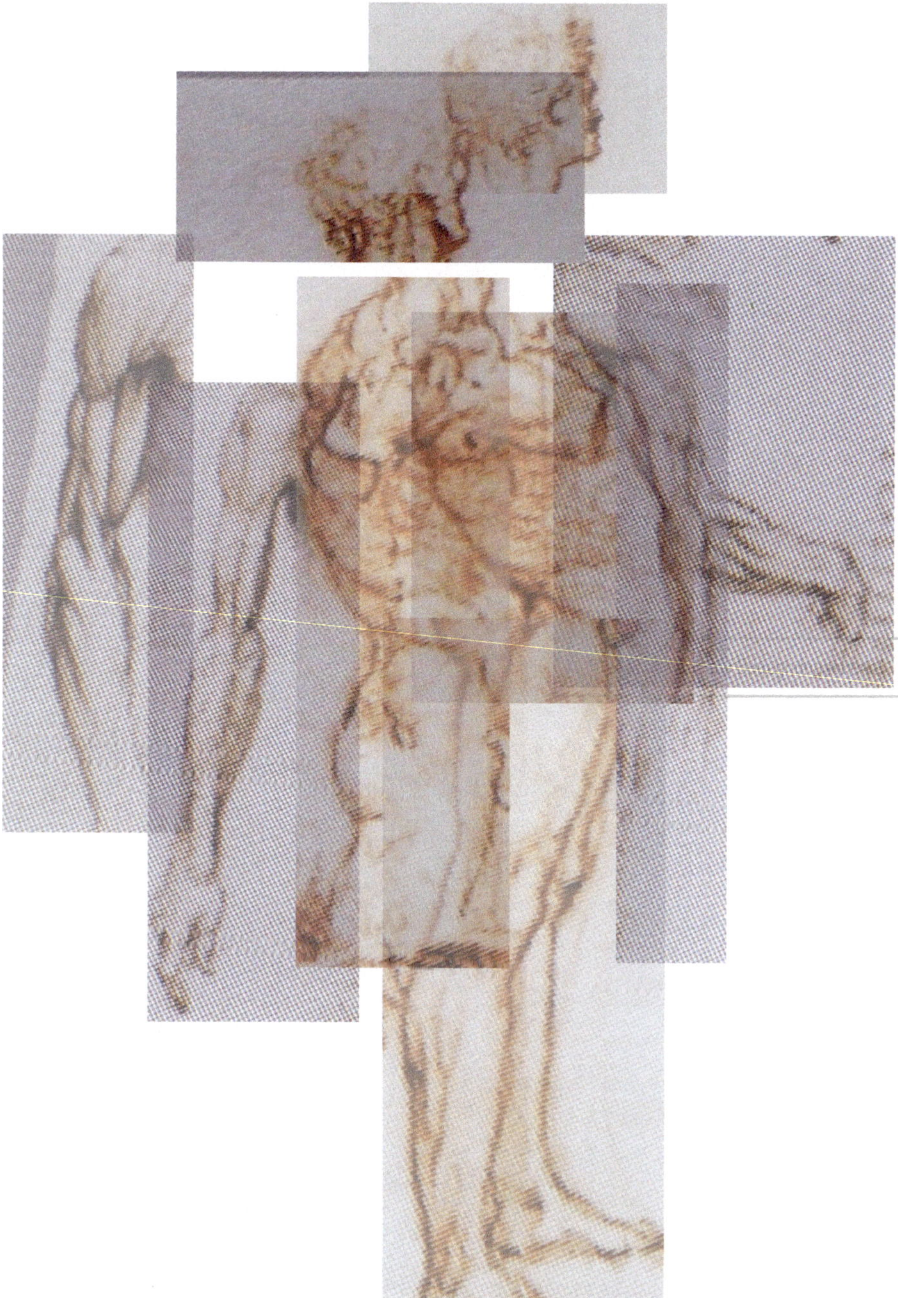

20 Basale Stimulation

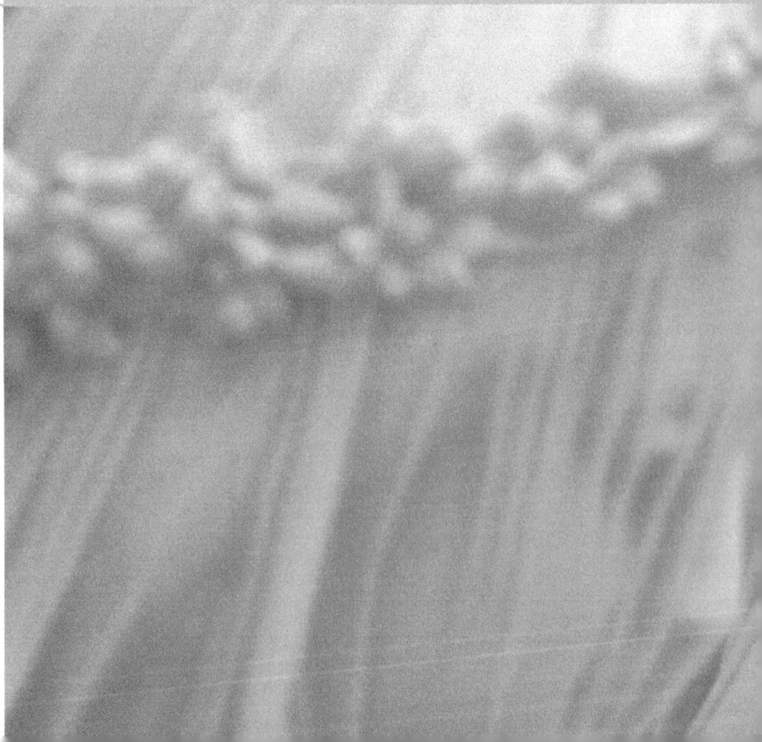

Kapitel 4

Wahrnehmung als Begegnungsebene

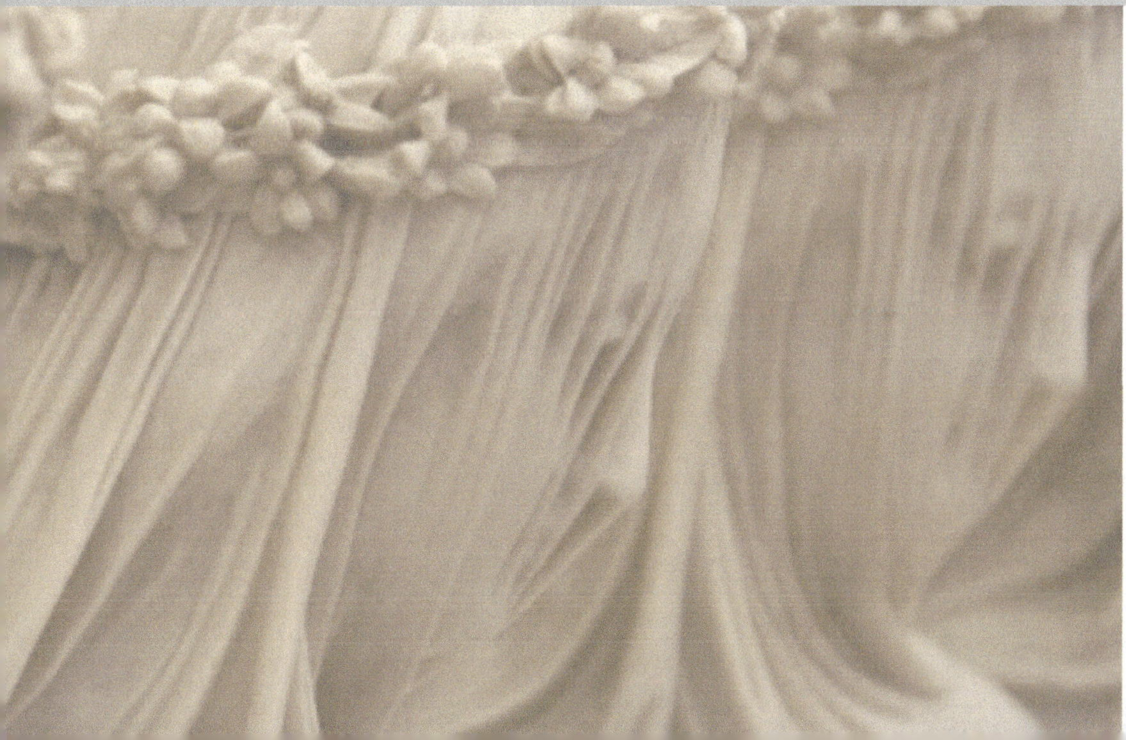

4 Wahrnehmung als Begegnungsebene

Die Wahrnehmung ist Grundlage und Beginn jeder Begegnung zwischen Menschen und ist unerlässlich für die Kontaktaufnahme mit der Umwelt. Fröhlich definiert Wahrnehmung wie folgt:

„Wahrnehmung ist die sinngebende Verarbeitung von Reizen unter Einbezug von Erfahrung, Lernen und Empfindung.
Wahrnehmung ist also stets ein aktiver Vorgang, der eine für das Individuum bedeutsame Wirklichkeit schafft." *(Fröhlich 1996, 12)*

Diese sinngebende Verarbeitung von Reizen eines Menschen erfolgt über die Sinnesorgane und unterteilt sich in die Wahrnehmung des eigenen Körpers und die Wahrnehmung der Umwelt. Somatische Wahrnehmung (spüren über die Haut), vestibuläre Wahrnehmung (Gleichgewichts- und Bewegungssinn) und vibratorische Wahrnehmung (Wahrnehmung von Schwingungen) sind als basale Wahrnehmungskanäle bereits vor der Geburt vorhanden und funktionsfähig.

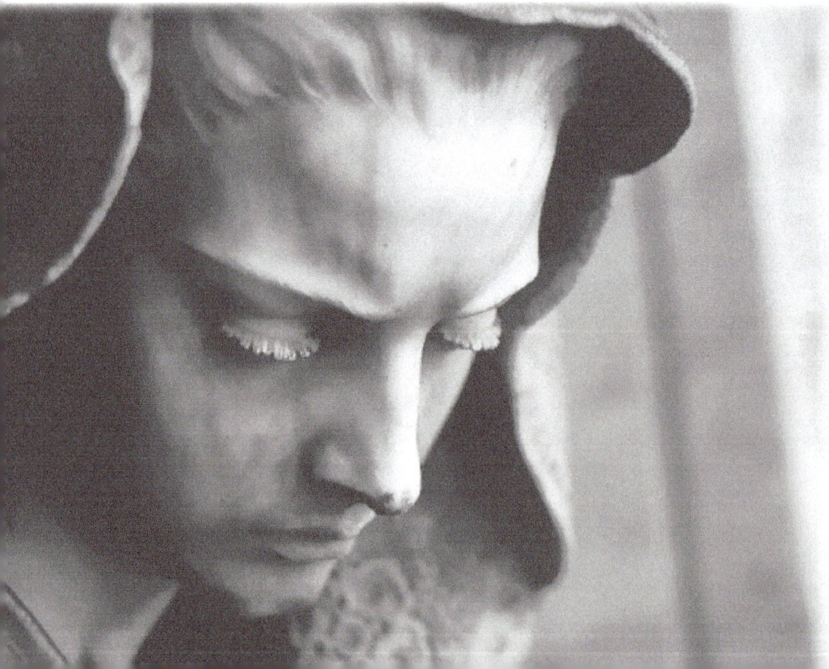

Die Fernsinne vermitteln die Wahrnehmung der Umwelt und entwickeln sich nach den Körpersinnen:

- Auditive Wahrnehmung = hören
- Visuelle Wahrnehmung = sehen
- Taktil-haptische Wahrnehmung = tasten, begreifen
- Orale Wahrnehmung = Tastsinn des Mundes
- Olfaktorische Wahrnehmung = riechen
- Gustatorische Wahrnehmung = schmecken

Abb. 1: Wahrnehmungsbereiche

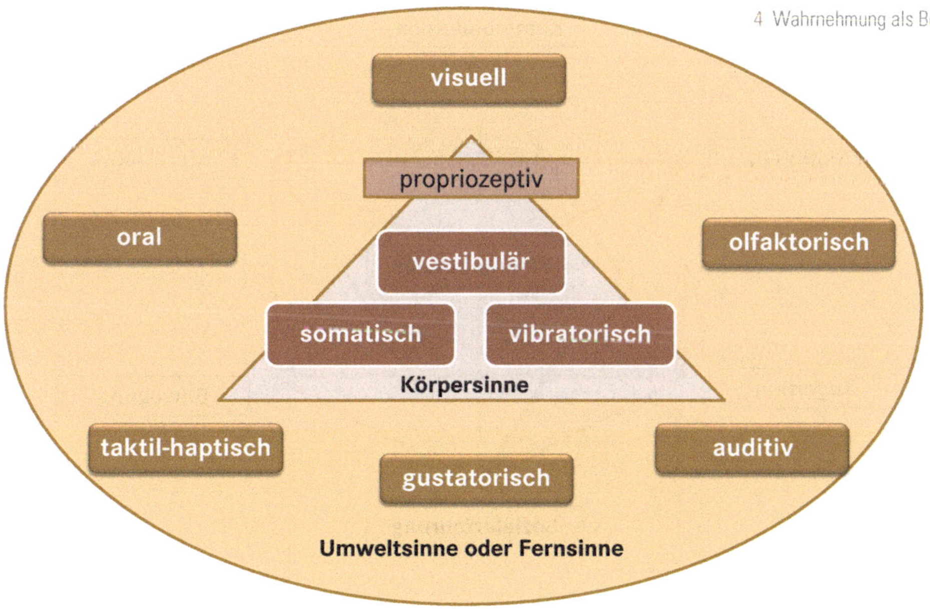

Im physiologischen Wahrnehmungsprozess erfolgt die Reizaufnahme durch die Rezeptoren der Sinnesorgane und wird dann über afferente = zum Gehirn führende Nervenbahnen, zu den entsprechenden sensorischen Bereichen geleitet. Mit der Speicherung der Wahrnehmung in den sensorischen Zentren wird die Information mit anderen Sinneseindrücken assoziiert und koordiniert. Erst dann folgt die Reizbeantwortung und Verarbeitung. Die Wahrnehmung selbst ist bis zur Reizbeantwortung nicht messbar, das heißt eine nicht sichtbare Reaktion ist kein Zeichen für Wahrnehmungslosigkeit. Möglicherweise ist eine scheinbare „Nichtreaktion" eine autonome Willensbekundung und so auch eine Antwort.
Wahrnehmung ist immer subjektiv und wird individuell unterschiedlich erlebt und bewertet. Jede Wahrnehmung ist dabei von vielen Faktoren abhängig und auch beeinflussbar.

Abb. 2: Modell von U. Haupt: Wahrnehmung ist abhängig von…

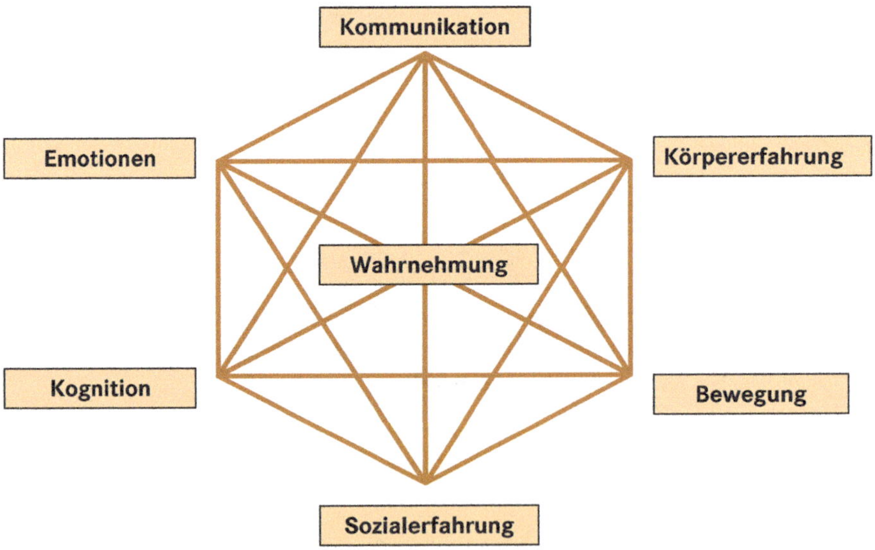

„Ursula Haupt hat ein Model entwickelt, das versucht Ganzheitlichkeit anschaulich zu machen. Die sieben wichtigsten Entwicklungs- und Persönlichkeitsbereiche des Menschen wurden miteinander in Beziehung gebracht. Die in der Abbildung angedeuteten Verbindungslinien sollen zeigen, dass kein Persönlichkeits- / Entwicklungsbereich ohne die anderen gedacht werden kann. Jeder Bereich wirkt jederzeit auf jeden anderen ein. Erst alle Bereiche zusammen ergeben eine Ganzheit. Wir gehen davon aus, dass jeder lebende Mensch in all diesen Bereichen auch aktuell erlebt. Es ist zu bemerken, dass in frühen Entwicklungsstufen, d. h. in früher Kindheit, aber auch in Phasen schwerer Krankheit, oder aber auch bei schwerer Behinderung die einzelnen Bereiche nicht willkürlich hierarchisiert werden können. Damit ist gemeint, dass ein gesunder Erwachsener für eine bestimmte Zeit willkürlich einen Bereich ins Zentrum seiner persönlichen Wahrnehmung rücken kann. Für den genannten Personenkreis ist dies nicht möglich, vielmehr gilt hier: Alle Bereiche sind gleich wirklich. (...) Sie sind alle gleich wichtig. (...) Und schließlich wirken diese Bereiche alle gleichzeitig. (...)“

(Fröhlich in Neander et al. 1993 Kap. IV – 2.3, 2)

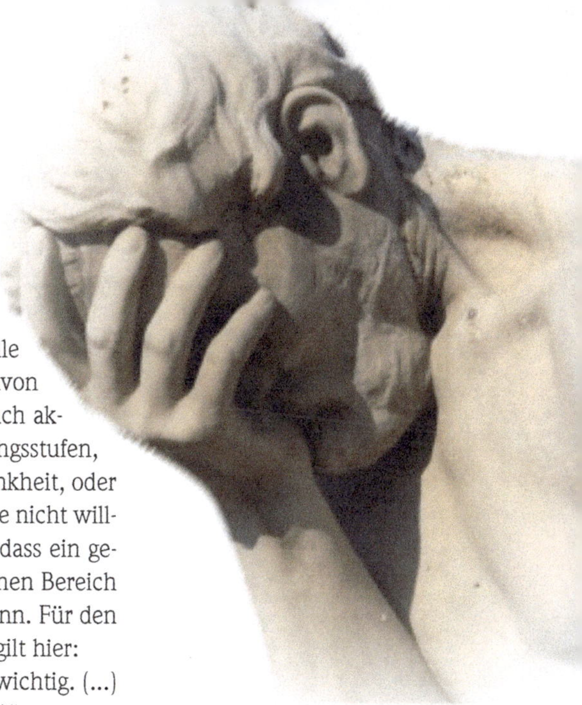

4.1 Körperwahrnehmung

Die Körperwahrnehmung, die subjektiv erlebte Wahrnehmung des eigenen Körpers, ist Voraussetzung zur Wahrnehmung der Umwelt und damit zur Orientierung und zur Interaktion. Auf der Ebene von somatischer, vestibulärer und vibratorischer Wahrnehmung macht die Basale Stimulation® Angebote zur Körperwahrnehmung. Der Körper des Menschen ist durch die Anwesenheit von Geist und Seele geprägt und alle Erfahrungen des Körpers sind auch Erfahrungen der Psyche und des Bewusstseins. Basale Stimulation® geht davon aus, dass körperliche Bewusstlosigkeit nicht mit einer seelischen oder psychischen Bewusstlosigkeit gleichzusetzen ist. Das Er-leben des eigenen Körpers ist für Menschen elementar und auch sterbende Menschen haben das Bedürfnis nach Wahrnehmung, Bewegung und Kommunikation auf körperlicher Ebene um sich selbst in dieser letzten Lebensphase nicht zu verlieren. *(Walper 2012, 51)*

4.1.1 Somatische Wahrnehmung

Die Haut als Grenze zur Außenwelt und als Sinnesorgan vermittelt als somatische Wahrnehmung Druck, Temperatur, Schmerzen und jede Form von Berührung mit Menschen und Objekten. Diese werden mit sehr frühen, oft emotionalen Erfahrungen verknüpft. Berührung als somatische Wahrnehmung erreicht auch Menschen die sehr zurück gezogen und in ihrer Wahrnehmung eingeschränkt sind, da sie schon in der embryonalen Entwicklung aktiv war. Mit der somatischen Wahrnehmung nimmt der Mensch seinen eigenen Körper und damit sich selbst wahr.

„Die somatische Wahrnehmung umfasst die Wahrnehmung über die Haut, die Muskulatur und die Gelenke. Der Körper nimmt sich selbst wahr (Propriozeption), seine Bewegungen (Kinästhetik), vor allem aber all das was ihn unmittelbar berührt (taktile Wahrnehmung). Dies sind keine getrennten Wahrnehmungen, sondern sie vereinigen sich zu einer Vorstellung von ‚Ich in der Welt'". *(Fröhlich 1999, 52)*

Die Wahrnehmungsfähigkeit der Haut verändert sich im Alter durch schwindende Hautrezeptoren. Durch eine schwächere Gefäßreaktion nimmt das Kältegefühl zu und aufgrund einer sinkenden Nervenleitgeschwindigkeit nimmt die Feinmotorik ab. Auch im pflegerischen Alltag ist jede Berührung eine somatische Wahrnehmung und Kommunikationsbasis für gemeinsame Interaktion. Für Pflegende ist es nötig, ihre Berührungsqualität bewusst und professionell variieren zu können. Das setzt besonders auch einen professionellen Umgang mit Nähe und Distanz voraus. Die Berührungsqualität zu ändern heißt nicht das Tun, sondern die eigene Intention zu ändern. Eine Berührung ist dann eine professionelle somatische Wahrnehmungsförderung wenn sie eine eindeutig wahrnehmbare Berührung, ruhig und sicher, in angemessenem Druck mit Zeit zur Kontaktaufnahme ist. Das impliziert auch ein beständiges In-Kontakt-Sein während des Austausches mit nachvollziehbaren Bewegungen in Dauer, Geschwindigkeit und Rhythmus.
Zum Pflegeangebot im somatischen Bereich zählen unter anderem: Waschungen, Einreibungen, Ausstreichungen, Berührung durch Zugehörige, Pflegende und Therapeuten. Menschen, die sich selbst nicht bewegen können, erleben durch geführte oder assistierte Eigenberührungen das Körperbild wieder bewusst Wahr. Eine körperorientierende Lagerung ermöglicht die Wahrnehmung der eigenen Körpergrenzen und so eine Abgrenzung zur Außenwelt. Schwerkranke Menschen nehmen durch Berührung auf der somatischen Wahrnehmungsebene

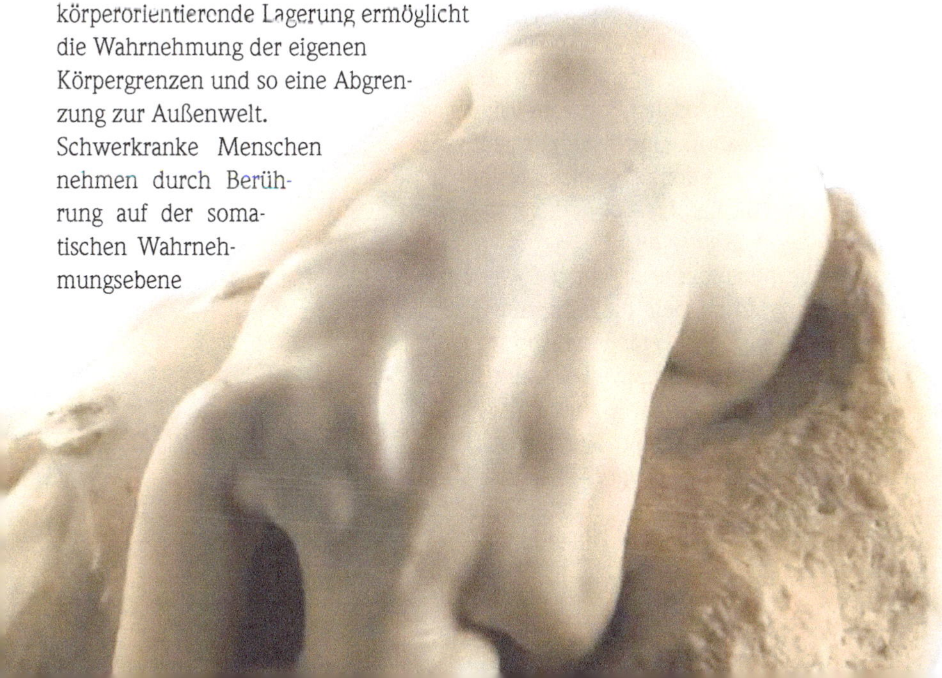

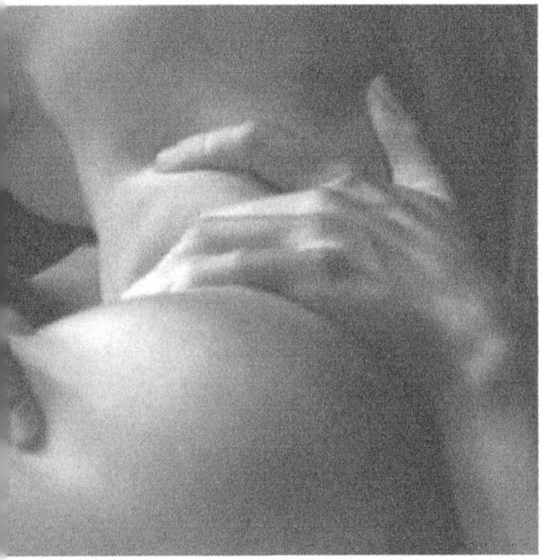

sich selbst und auch die Menschen in ihrer Nähe wahr. Das Spüren des eigenen Körpers wirkt beruhigend und ein bewusstes Loslassen dieses Körpers kann Sterben ermöglichen. Berührung kann für einen sterbenden Menschen die einzig verbliebene Möglichkeit darstellen, mit anderen Menschen in Kontakt zu sein.

Professionelle Berührungsqualität – Berührung als somatisch-sinnliche Erfahrung

Die menschliche Haut ist eine elementare Begegnungsebene für die Interaktion und Kommunikation zwischen den Menschen.
Der Körpertherapeut Deanne Juhan sagt:
„Die Haut ist nicht weiter entfernt vom Gehirn als die Oberfläche eines Sees von seinen Tiefen. Beides sind verschiedene Orte in einem ungeteilten Medium. Wer die Oberfläche berührt, bewegt die Tiefe."

Damit beschreibt er die Bedeutung der Haut in der kognitiven Wahrnehmung und die dazugehörige emotionale Ebene. Berühren und berührt werden hat immer zwei Bedeutungsebenen: als somatische und taktile Wahrnehmung und das emotionale berührt sein auf einer tieferen Ebene. Beide sind untrennbar miteinander verbunden und gehören zu den natürlichen Fähigkeiten jedes Menschen. So berührt jede Berührung immer zweimal!

Die Wahrnehmung von Berührung ist, wie jede Sinneswahrnehmung individuell und ist abhängig von der emotionalen Ebene, individueller Sozialerfahrung, der eigenen Körpererfahrung, Bewegung, kognitivem Wissen und der begleitenden Kommunikation. Auf beiden Seiten, für den der berührt wird und die Person die berührt, haben diese Faktoren einen wesentlichen Einfluss.
Die emotionale Ebene kann unbewusst oder beabsichtigt Zuwendung oder Ablehnung ausdrücken. Ein Mensch, dem die Berührung unangenehm ist, kann dies über die Mimik, eine veränderte Atmung oder einen erhöhten Muskeltonus zum Ausdruck bringen. Die wahre Intention der Berührung kann von Menschen wahrgenommen werden, auch wenn der Berührende dies nicht beabsichtigt. Auf beiden Seiten können Antipathie und Emotionen wie Scham oder Ekel spürbar sein. Der Wahrhaftigkeit und Ehrlichkeit in der pflegenden oder begleitenden professionellen Berührung ist von elementarer Bedeutung.

Aufgrund einer individuellen Sozialerfahrung hat jeder Mensch eine „Berührungsbiographie". Diese sozialisierte Bedeutung von Berührung, das Bedürfnis für Nähe oder Distanz und die Vertrautheit von zwischenmenschlichem Hautkontakt beeinflussen die Begegnung. Gutes Berühren ist Ausdruck von individueller Begegnungsfähigkeit.
Mit der eigenen Körpererfahrung lernt jeder Mensch, welche Berührungen angenehm sind, was gut tut oder mit welcher Art Berührung eine unangenehme Erfahrung verknüpft wird.
„Leben ist Bewegung und ohne Bewegung findet Leben nicht statt".

Moshé Feldenkrais betont damit den engen Zusammenhang zwischen Leben und Bewegung. Genauso ist auch Berührung; Berührung steht immer in Abhängigkeit zu Bewegung und Berührung bewegt physisch sichtbar oder/und emotional.

Das Wissen und Verstehen des therapeutisch notwendigen Hautkontaktes kann Schamgefühle erträglicher machen. Auch das, für den Bewohner, sichtbare Anziehen von Schutzhandschuhen bei einer Intimpflege kann eine notwendige Distanz schaffen.
Berührung ist eine Form von nonverbaler Kommunikation: Pflegende oder Begleiter sprechen durch Berührung mit ihren Händen und Patienten antworten auch ohne Worte nur durch die Ausdrucksfähigkeit des eigenen Körpers. Die Haut als Begegnungsebene ist also auf beiden Seiten Sender und Empfänger einer Kommunikation. Dies gilt für die bewusste Berührung ebenso wie für jede unbewusste und zufällige Berührung.
Berühren ist eine Begegnung zwischen zwei Menschen. Dabei begegnen sich Beide in ihrer ganzen Person auf der physischen, psychischen, sozialen und spirituellen Ebene. Berührung ist eine natürliche Fähigkeit des Menschen und benötigt in der professionellen Begleitung eine besondere Qualität, die sich von der Berührung im privaten Umfeld im Sinne von Nähe und Distanz unterscheidet. McKenna unterscheidet die „expressiven, affektiven oder nicht notwendigen Berührungen als Mittel der Kommunikation und die „instrumentellen, zielorientierten Berührungen als Mittel pflegerischer Handlungen" *(McKenna 1994, 65ff).* Beide Formen der Berührung sind kommunikative Wege und benötigen eine professionelle Berührungsqualität.

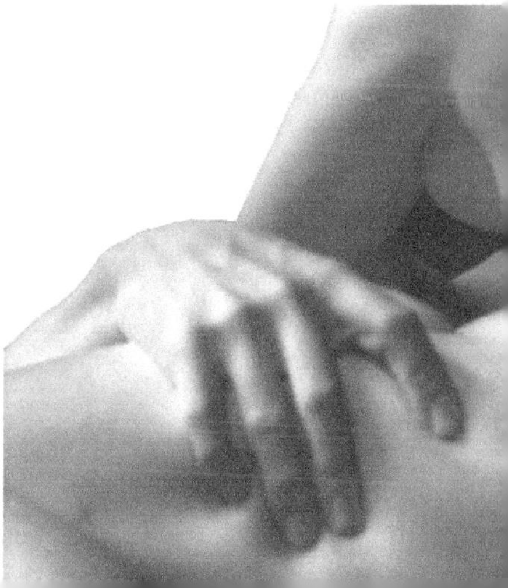

„Eine Voraussetzung für eine gute Berührung ist die eigene Intention: Intention als die Einstellung etwas (...) beim Gegenüber zu bewirken, ist eine Grundlage von Wohlbefinden und soll deshalb beim Patienten durch eine gute induzierende Berührung aufgerufen werden. Intention ist auch die Einstellung die einer guten Berührung zu Grunde liegt." *(Grossmann-Schnyder 2000, 22)*
Die Intention einer Berührung ist abhängig von den eigenen Emotionen, von Sympathie oder Abneigung. Manchmal wird die eigene aktuelle Einstellung erst bewusst, wenn eine Kontaktaufnahme mit einem anderen Menschen fehlschlägt. Es braucht Reflexionsfähigkeit um solche Situationen zu analysieren. Ein Teufelskreis aus Gefühlen der Ablehnung, von Misserfolg oder Versagen führt zur sich selbst erfüllenden Prophezeiung dass eine gelungene Kommunikation mit diesem Menschen nicht möglich ist. Es kann hilfreich sein hier bewusst die eigene Intention zu hinterfragen und wenn möglich, zu ändern.
„Wer seine Berührungsqualität bewusst ändern will, muss nicht sein Tun, sondern seine Intention ändern. Mit der Intention ändern sich Raumgefühl, Muskelelastizität, Motorik, der Wirkungsgrad der Berührung und das eigene Wohlbefinden." *(Grossmann-Schnyder 2000, 103)*

Eine bewusste Hinwendung zu dem betroffenen Menschen, diesen Menschen ansprechen und ihm begegnen wollen. Unbewusst hat diese eigene Intention eine spürbare Veränderung des eigenen Muskeltonus zur Folge. Die wiederum wird von dem Patienten wahrgenommen. Wenn sich das eigene Wohlbefinden verbessert, ist dies Motivation für eine neue Begegnung. Dies gelingt sicher nicht immer, weil eine Voraussetzung für eine neue gelungene Begegnung die Offenheit und Unvoreingenommenheit auf beiden Seiten ist.

„Gut berühren heißt auch, einen Menschen meinen, ihn berücksichtigen, seine Befindlichkeit und seine Reaktionen auf die Berührung wahrnehmen und sich danach richten."

(Sr. Liliane Juchli in Grossmann-Schnyder 2000, 8)

Zugleich ist die Haut auch ein Organ, welches reagiert und in der Begegnung mit Umwelt und Menschen auf diese Weise auch eine eigene Kommunikationsebene sichtbar macht. Emotionale Vorgänge, beispielsweise das Erröten oder Erblassen, eine Gänsehaut und eine vermehrte Schweißsekretion werden vom vegetativen Nervensystem gesteuert. Dieser Teil des Nervensystems wird auch als autonomes Nervensystem bezeichnet, was bedeutet, es entzieht sich der bewussten und willentlichen Beeinflussung.

Abb. 3:
Gänsehaut – nicht willentlich beeinflussbar

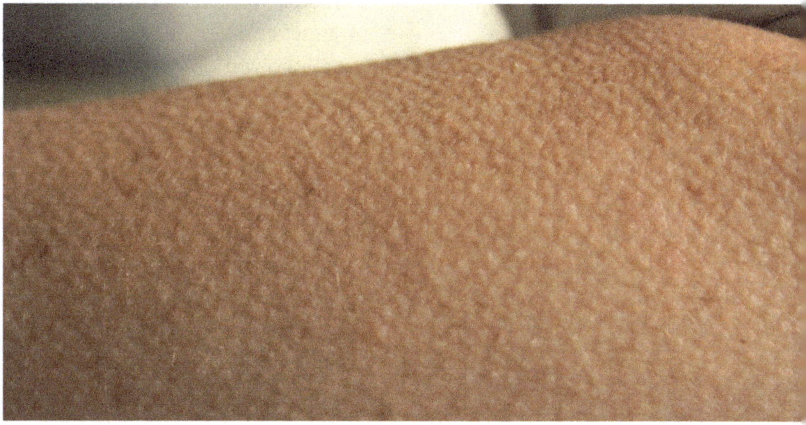

Beziehung aufnehmen und Begegnung gestalten – ein zentrales Ziel der Basalen Stimulation.

Bei jeder Kontaktaufnahme ist die Haut des Menschen beteiligt. Während Begrüßung, Interaktion und Abschied dient die Haut als Medium und Ausdrucksorgan. Wenn die Sprachfähigkeit reduziert ist, nimmt die Bedeutung der Berührung zu und die Ausdrucksfähigkeit reduziert sich auf die nonverbal sichtbaren Reaktionen und spürbaren Veränderungen des Muskeltonus. Die somatische Wahrnehmung und damit das Spüren von Berührung ist ein Erleben, das nicht von Bewusstsein und Wachheit abhängig ist. Die Wahrnehmung und Erreichbarkeit eines Menschen über eine Berührung ist auch bei sterbenden Menschen, wenn alle kommunikativen Mittel erschöpft scheinen, vielleicht die letzte mögliche Begegnungsebene.

„Berühren ist Ausdruck von Lebendigkeit und der aktuellen Beziehung zwischen Berührendem und Berührtem. Wird die Beziehung geändert, ändert sich die Berührungsqualität."

(Grossmann-Schneyder 2000, 103)

4.1.2 Vestibuläre Wahrnehmung

Durch die vestibuläre Wahrnehmung wird Bewegung, Gleichgewicht, Schwerkraft, die eigene Position und so eine Orientierung im Raum vermittelt. Kinder müssen Koordination lernen und Muskelkraft trainieren um sich gezielt bewegen zu können, trotzdem ist der Bewegungssinn vor der Geburt ausgebildet. Bewegung und die Wahrnehmung von Bewegung wird vom Vestibularorgan im Innenohr wahrgenommen. Die Haltung der Extremitäten, Gelenkstellung und Muskelspannung werden von den Propriozeptoren vermittelt. Die visuelle Wahrnehmung, das Sehen, kontrolliert die Bewegungen und die Körperposition. Die Folge von reduzierter Bewegung und einer unzureichenden vestibulären Wahrnehmungsförderung äußern sich in Orientierungslosigkeit, Gangunsicherheit, Schwindelgefühl und Übelkeit. Motorische Unruhe von sterbenden Menschen ist oft Ausdruck eines Bedürfnisses nach Bewegung.

Aktive und passive Bewegungsangebote

Bewegungsangebote können Wachheit und Aufmerksamkeit fördern, einen nonverbalen Dialog auf der Ebene von Bewegung aufbauen oder auch durch gemeinsame Bewegung Beruhigung und Ruhe herbeiführen. Sie können durch eine Bewegungsanbahnung vorbereitet oder bei Umlagerungsmaßnahmen integriert werden. Jede aktive und passive

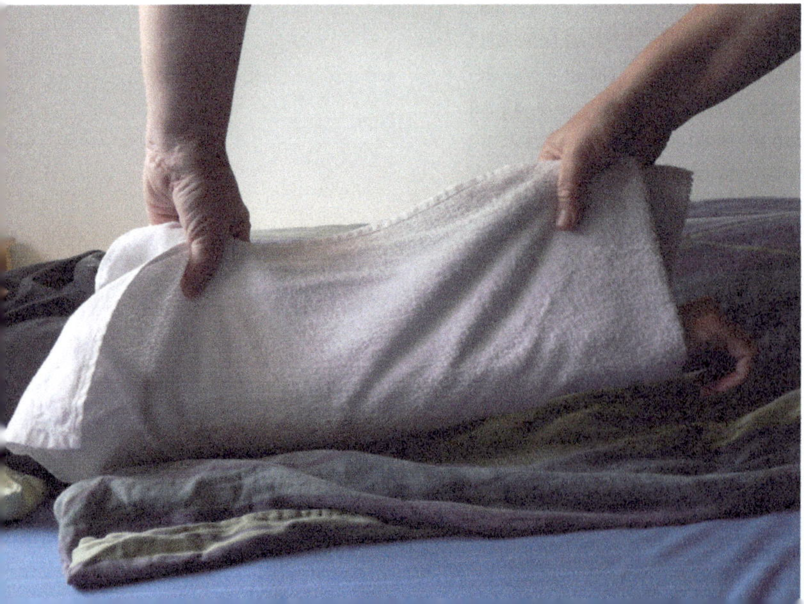

Abb. 4:
Wiegen einer Extremität

Bewegung, Lagerung, Mobilisation, Positionsveränderung, Bewegungsanbahnungen wie z. B. eine schiefe Ebene bei nicht mobilisierbaren Menschen, Wiegen in Seitenlage (beim Betten) oder angelehntes Wiegen an der Bettkante sind vestibuläre Angebote. Den eigenen Körper in Bewegung erleben, kann auch durch das Wiegen einzelner Extremitäten in einem Handtuch ermöglicht werden.
Wiegen bedeutet Bewegungen mit kleinem Radius, egal ob diese in einer Handtuchrolle für einzelne Extremitäten, in einem Längslacken in Seitenlage oder an den Körper der Pflegekraft oder Zugehörigen gelehnt an der Bettkante angeboten werden.

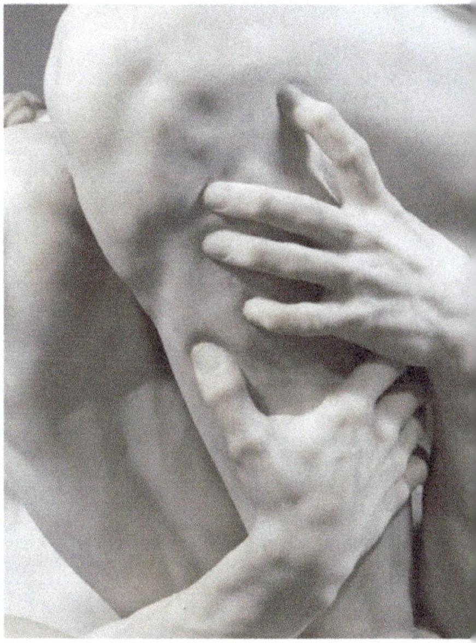

4.1.3 Vibratorische Wahrnehmung

Durch die vibratorische Wahrnehmung nehmen wir ein „inneres Körperbild“ wahr, sie vermittelt uns eine Wahrnehmung der tragenden Teile des Körpers und so das Gefühl „innerer Stabilität“. Vibrationen wirken anregend, stimulierend und fördern die Aufmerksamkeit. Das ist auch wiederum ein Grund sie ganz bewusst einzusetzen, aber es besteht auch das Risiko, dass zerebrale Krampfanfälle ausgelöst oder Thrombosen mobilisiert werden. Daher sind eine sorgfältige Abwägung und eine genaue Beobachtung des Patienten notwendig.
Vor der Geburt nimmt der Mensch den Herzschlag, die Stimme und die Bewegungen der Mutter wahr. Mit zunehmender Immobilität nehmen Vibrationen durch eigene Bewegungen ab. Damit nimmt auch die anregende, stimulierende und die Aufmerksamkeit steigernde Wirkung ab.
Eine manuelle Vibration der Beine, an den Fersen beginnend, ermöglicht häufig eine leichtere Mobilisation oder Transfer weil der Betroffene seine Beine bewusst wahrnimmt.
Vibratorische Angebote können auch durch die Stimmen erfolgen, auch hier werden Schwingungen nicht nur mit dem Gehör wahrgenommen. Eine weitere Möglichkeit sind Haustiere im direkten Kontakt, beispielsweise das Schnurren einer Katze, vorausgesetzt der betroffene Mensch kennt und mag das Tier.
Wenn vibratorische Anregung fehlt reagieren Menschen oft mit Apathie und einer eingeschränkten Körperorientierung.
Bei sterbenden Menschen ist der anregende und stimulierende Effekt von vibratorischen Angeboten fraglich sinnvoll. Jedoch können manu-

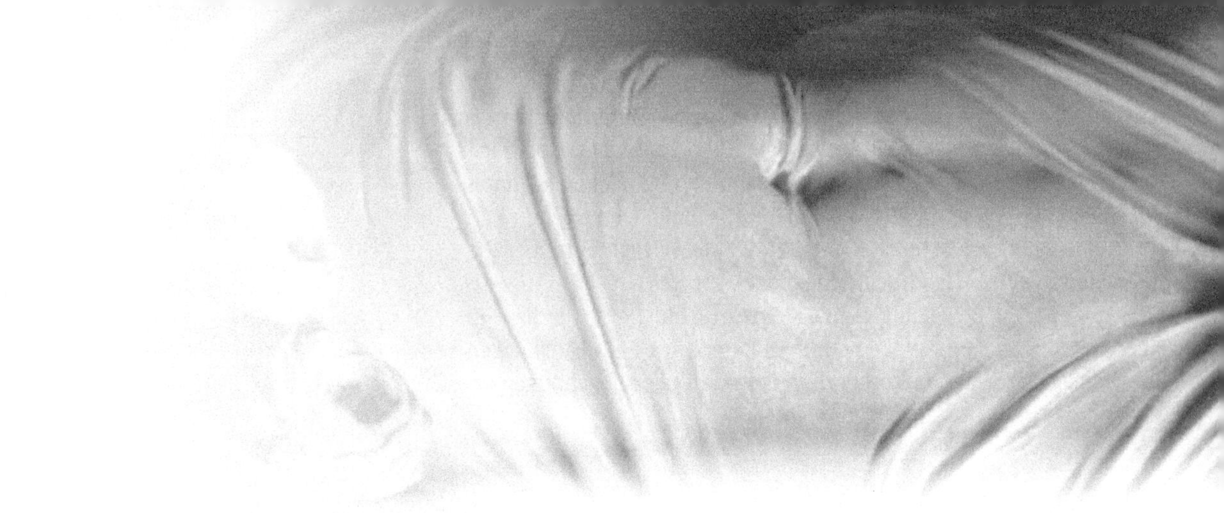

elle Vibrationen einen erhöhten Muskeltonus und vorhandene Spastiken entspannen, was wiederum auch Schmerzen für Sterbende reduzieren kann.

Die Wahrnehmung auf das Innere zu richten und damit das Erleben des Hier und Jetzt, kann als meditative Praxis auch für sterbende Menschen eine hohe Priorität besitzen. Dazu sind jedoch nur die für den betroffenen Menschen bekannte und vertraute Vibrationen (Meditationsmusik, Klangschalen, etc.) stimmig.

4.2 Wahrnehmung der Umwelt

Der Mensch nimmt seine Umwelt über die Fernsinne wahr. Diese entwickeln sich nach und aus den Körpersinnen. Die Wahrnehmung der Umwelt dient der Orientierung, dem Verstehen und der Kontaktaufnahme.

4.2.1 Taktil-haptische Wahrnehmung

Der Mensch „begreift“ seine Umwelt – „begreifen“ bedeutet also Wahrnehmung durch den Tastsinn und verstehen durch Ertasten. Dies geschieht durch Rezeptoren, besonders an den Händen und den Füßen aber auch mittels der oralen Wahrnehmung mit den Lippen und dem Mund. Besonders die Hände be-greifen Gegenstände, das heißt der Tastsinn dient dem Erkennen und Verstehen. Dieses Begreifen kann nur in Bewegung stattfinden und wenn der Betroffene nicht zur eigenständigen Bewegung fähig ist, kann diese von Pflegepersonen oder Zugehörigen ersetzt werden. Das heißt die fehlende oder eingeschränkte Eigenbewegung wird ausgeglichen, indem Gegenstände am Patienten oder in seiner Hand bewegt werden.
Bei Menschen mit verbalkognitiven Einschränkungen unterstützt das „be-greifen“ das Verstehen von Pflegemaßnahmen und vermittelt dadurch Sicherheit. Zum Beispiel kann das *Spüren von Wasser* mit den Händen, *Ertasten von Waschutensilien* Patienten mit reduziertem Sprachverständnis vermitteln, dass eine Körperpflege angeboten wird. Das Ertasten der Bettkante vor dem Transfer verdeutlicht, wie viel Platz noch vorhanden ist und gibt Sicherheit.
Tasterlebnisse können auch an den Füßen in Form von eigenen Schuhen oder als Fußbad mit Kieselsteinen oder Murmeln angeboten werden. Bei Unruhe und Agitiertheit bringt es oft Orientierung und Beruhigung, wenn an den Füßen eine deutliche Begrenzung wahrgenommen werden kann. Auch beim Sitzen an der Bettkante vor einem Stehversuch ist es wichtig, den Boden spüren zu können. Bei terminaler Unruhe ist dies zwar mühsam und kraftraubend, aber mit einer deutlichen Beruhigung verbunden. Wenn ein Aufstehen nicht möglich ist, kann auch durch eine schiefe Ebene das Gefühl von „geerdet sein“ ermöglicht werden.
Mit der taktilen Erfahrung des eigenen Körpers, durch eine geführte Eigenberührung wird die Körperorientierung gefördert. Körperfremdes

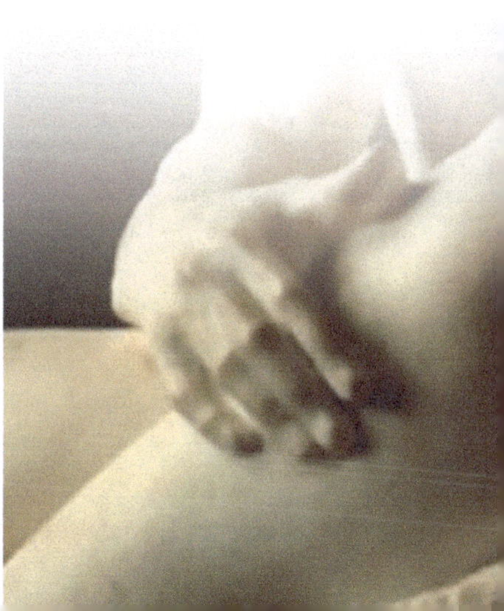

Material, wie Verbände, Infusionszugänge oder Katheter können erfasst und verstanden werden. Dies kann bei taktiler Neugier einer Selbstgefährdung durch das versehentliche Entfernen von Verbänden etc. entgegenwirken.

4.2.2 Orale Wahrnehmung

Dem Tastsinn des Mundes kommt aufgrund der sehr wichtigen Mundpflege in der letzten Lebensphase eine große Bedeutung zu. Darüber hinaus ist es oft eine der letzten deutlichen Willensäußerungen wenn Menschen den Mund als Intimzone verschließen. Der Mund ist einer der intimsten Bereiche des Menschen und daher ist es von großer Bedeutung, ob der betroffene Mensch mit jeder Art von Manipulation in diesem Bereich etwas Positives assoziiert. In den Pflegeleitlinien der Palliativpflege lautet das primäre Ziel: der Patient öffnet den Mund freiwillig und verbindet mit der Mundpflege ein angenehmes Gefühl. *(Kern 2006, 9)*

Auch die orale Tastwahrnehmung kann bei Aphasie oder Bewusstseinsveränderungen als Begegnungsebene bedeutsam sein. Beispielsweise kann die Mundpflege durch das Spüren der Zahnbürste an den Lippen sinnhaft wahrgenommen und zu einer vertrauensvollen Kooperation führen.

Der Mund ist als Tastorgan einer der wahrnehmungsstärksten Bereich des Menschen. Aus der Neurophysiologie weiß man, dass die Aktivierung bestimmter Muskeln die vermehrte Durchblutung des entsprechenden Bereiches im Gehirn zur Folge hat. Des Weiteren ist bekannt, dass die motorischen Fähigkeiten im Mundbereich in unmittelbarer Nähe des Vigilanzzentrums verarbeitet werden. Eine orale Wahrnehmungsförderung kann auch die Vigilanz verbessern. *(Bienstein, Fröhlich 2003, 191)*

Orale Wahrnehmungsförderung kann als deutliche Anregung im Mund vielleicht auch neugierig machen und als angenehm empfunden werden. Wenn diese Angebote in Konsistenz, Temperatur und Geschmack (gustatorisches Angebot) differieren und den persönlichen Vorlieben und den Ressourcen des Patienten entsprechen, steigern sie die Lebensqualität auch indem Schluckstörungen vermindert werden. Außerdem kann in Folge einer gesteigerten Aktivität der Mundmuskulatur auch die Speichelproduktion gefördert und so die unangenehme Mundtrockenheit von vielen Palliativpatienten verbessert werden.

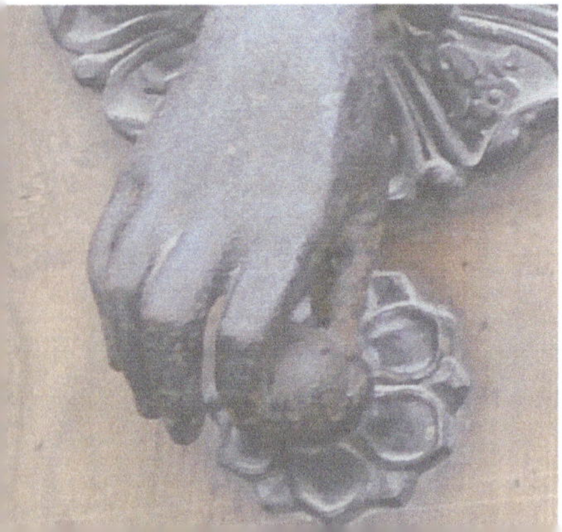

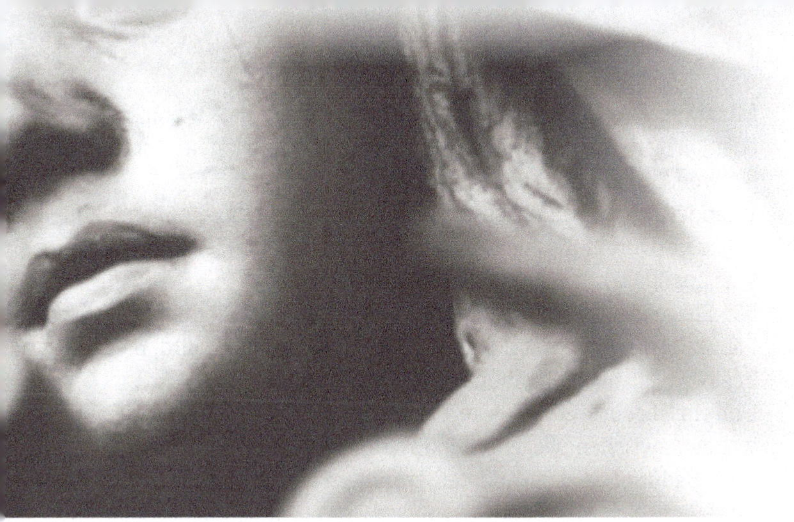

4.2.3 Gustatorische Wahrnehmung

Im Vergleich zu den anderen Sinnen des Menschen ist der Geschmackssinn weniger differenziert. Mit dem Geruchssinn zusammen besteht aber eine direkte Verbindung zu den biographischen Erinnerungen. Dies bildet eine gute Möglichkeit zur Verbesserung der Lebensqualität. Auch wenn eine Nahrungsaufnahme nicht möglich ist kann eine individuelle Mundpflege als gustatorisches Angebot ein sinnliches Erleben ermöglichen.

Die Geschmackswahrnehmung am Lebensende ist als ein Lebensqualität steigerndes Sinneserlebnis wichtig.

Ein schlechter Geschmack in Mund kann mit Hilfe einer ansprechenden Mundpflege verbessert werden. In beiden Fällen müssen Vorlieben und Abneigungen bekannt sein und berücksichtigt werden.

Mundpflege in der palliativen Begleitung

Die Mundpflege kann von wahrnehmungsveränderten Menschen sehr ambivalent erlebt werden. Der Mund als persönlicher und intimer Bereich ist häufig die letzte Domäne von gelebter Autonomie.

Patienten machen im Verlauf ihrer Erkrankung unterschiedliche Erfahrungen mit dem Umgang einer ihrer intimen Körperzonen. Negative Erfahrungen durch schmerzhafte, vielleicht gewaltsame Manipulationen mit schlecht schmeckenden oder scharfen Mundpflegezusätzen verursachen bei Menschen, die sich nicht verbal mitteilen können

Misstrauen, Angst oder Abwehr. Sie haben erlebt, dass therapeutische oder pflegerische Maßnahmen ausschließlich unter dem Aspekt der Notwendigkeit verrichtet wurden.
Veränderte Bewusstseinszustände oder Verständigungsprobleme können eine Durchführung der Mundpflege für beide Seiten zu einem sehr unangenehmen Erlebnis machen.
Für Pflegende ist die saubere und feuchte Mundschleimhaut oft ein Pflegeziel das mit einer hohen Pflegequalität assoziiert wird, dieses ist in einer palliativen Situation oft nicht erreichbar.
Um eine bedürfnisorientierte Pflege anbieten zu können, ist es notwendig, zwischen pflegerisch indiziertem Vorgehen und den individuellen Bedürfnisse des Patienten zu unterscheiden. Palliativpflege bewegt sich hier in einem Spannungsfeld von „tun und lassen" und bedarf einer kreativen Herangehensweise, sowie einer reflektierten Haltung zu den eigenen Zielen und den Patientenbedürfnissen.
Eine saubere und intakte Mundschleimhaut ist für die Palliativpflege nicht das vorrangige Ziel. Hier ist es wichtig, dass sich der betroffene Mensch sicher fühlt und die Mundpflege freiwillig durchführen lässt. Er soll mit der Mundpflege ein gutes Gefühl verbinden und sich mit seinen Problemen bezüglich der Mundpflege wahr- und angenommen fühlen und die autonome Entscheidungsfreiheit über den Intimbereich Mund behalten. *(Kern 2006, 9)*
Eine sinngebende Einbettung der Mundpflege in die Grundpflege ist für den Patienten nachvollziehbar und vertraut. Menschen mit einem veränderten Körperbild benötigen eine körperorientierende Einleitung um den Mundbereich wahrnehmen zu können. Dies kann durch Ausstreichungen und vorsichtige Berührungen an den Lippen geschehen. Wenn diese Ausstreichungen mit der Hand des Patienten geführt angeboten werden, wird er befähigt, sich selbst zu spüren und sich autonom zu orientieren. Auch durch eine geführte Lippenpflege, bei welcher der Patient seine Lippen selbst cremt, kann sich Vertrauen und Orientierung entwickeln. Die eigenen und bekannten Materialien vermitteln Normalität und ermöglichen Sinn und Bedeutung zu verstehen.
Eine sitzende Position, das Ertasten einer Zahnbürste, das Riechen von Zahnpasta, sich selbst in einem Spiegel sehen und ein geführter Beginn des Zähneputzens vermittelt das, was der Patient vielleicht mit Worten nicht versteht. Eine nachvollziehbare Normalität und die Unterstützung der Autonomie schafft das für die Mundpflege nötige Vertrauen.

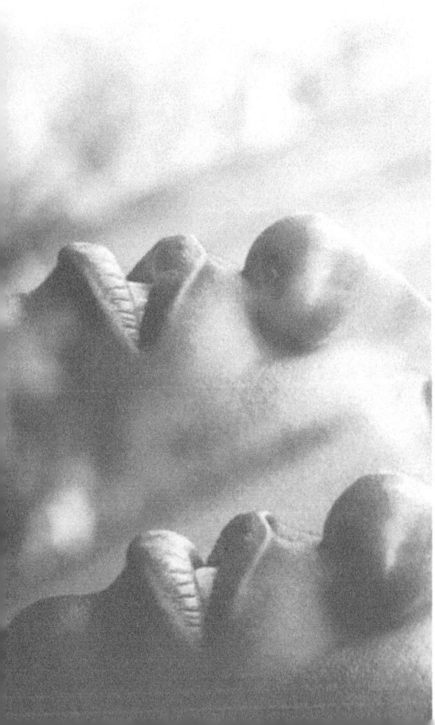

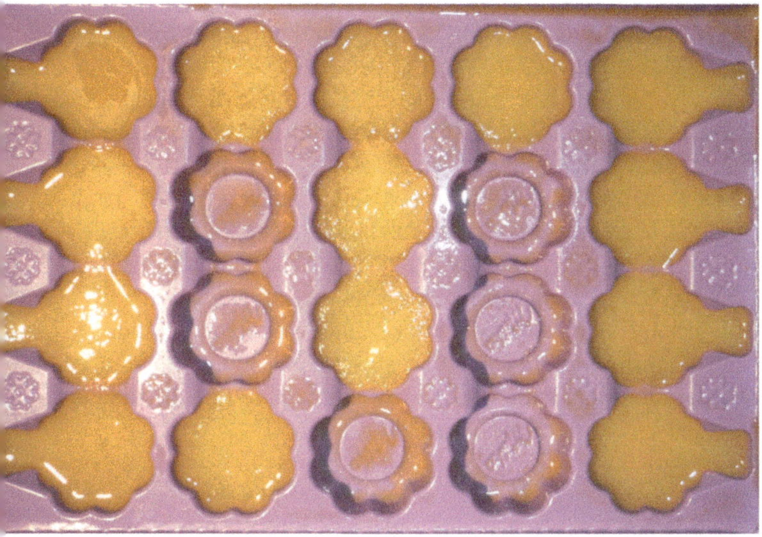

Abb. 5:
Mit einer Pralinenverpackung können kleine und ansprechende „Eisblumen“ zubereitet werden.

Die Sinnhaftigkeit der Mundpflege wird nicht nur auf der oral-taktilen Wahrnehmungsebene sondern auch im gustatorischen und olfaktorischen Bereich erlebt. Dabei sind die Vorerfahrung und persönlichen Präferenzen des Patienten auf der einen Seite und der therapeutische Einsatz von Zusätzen auf der anderen Seite manchmal schwierig zu verbinden. Die individuellen Vorlieben und Abneigungen müssen ebenso berücksichtigt werden wie die Möglichkeiten der Symptomkontrolle für belastende Krankheitszeichen.
Mundtrockenheit, Mundgeruch und Borkenbildung lassen sich gut mit individuell bevorzugten Zusätzen oder Lieblingsgetränken lindern. Der Speichelfluss kann durch die Ausstreichung der Wangen und des Kiefers und einer vorsichtigen Massage der Speicheldrüsen gefördert werden. Wenn gewünscht können saure Getränke (Fruchtsäfte v.a. verdünnter Zitronensaft, saure Tees, geharzter Wein) mit Sprühflasche oder Pipette, „Eis-Chips“ aus Lieblingsgetränken oder eingefrorenes Konservenobst, (v.a. Ananas) zum Lutschen, Zitronenöl über eine Aromalampe, saure Bonbons oder auch ein Lunchpack zur Mundbefeuchtung angeboten werden.

Bei Mundgeruch kann Thymian oder Pfefferminz als Tee oder Aufguss zum Spülen oder in einer Sprühflasche desodorierend wirken.

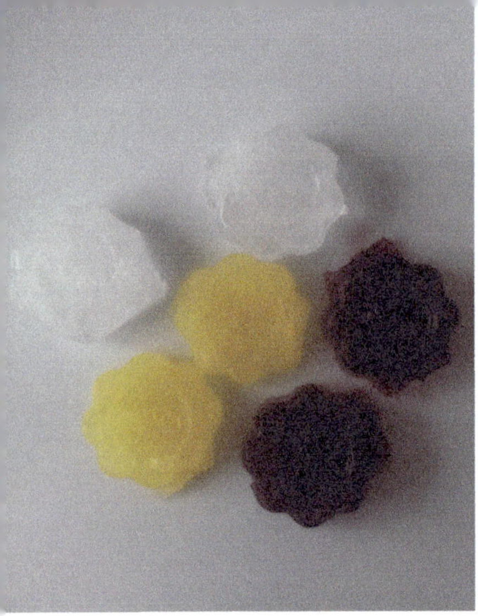

Das Lösen von Borken im Mundbereich wird unterstützt mit Sahne, Mandelöl, Brausepulver und kohlesäurehaltigen Getränken.
Butter ist zur Mundpflege ungeeignet da sie durch den Einfluss von Luftsauerstoff, Licht, Wärme, Wasser, Enzymen und Mikroorganismen sehr schnell ranzig riecht und schmeckt. Wegen des hohen Wassergehaltes weist die Butter bei normalen Temperaturen eine sehr rasche Verderblichkeit auf. Aus diesem Grund ist Butter zum Lösen von Belägen zwar eine weit verbreitete Methode die aber durch die Verwendung von Sahne, Mandelöl oder Olivenöl abgelöst wurde.
Mit gustatorischen Angeboten zur Mundpflege kann bei individuellen Bedürfnissen und mit pflegetherapeutischen Absichten gemeinsam mit dem Patienten eine Sinn und Bedeutung spendende Mundpflege vertrauensvoll gestaltet werden.

Abb. 6:
gustatorische Angebote mit verschiedenen Getränken (Wasser, Orangensaft, Rotwein)

Für weitere therapeutische Interventionen stehen der Palliativmedizin pharmakologische Möglichkeiten zur Verfügung. Insbesondere für eine Mukositis und ein Schmerzsyndrom im Mund (painful mouth), sowie für Infektionen (Soor) ist eine ärztliche Anordnung einer medikamentösen Therapie notwendig.

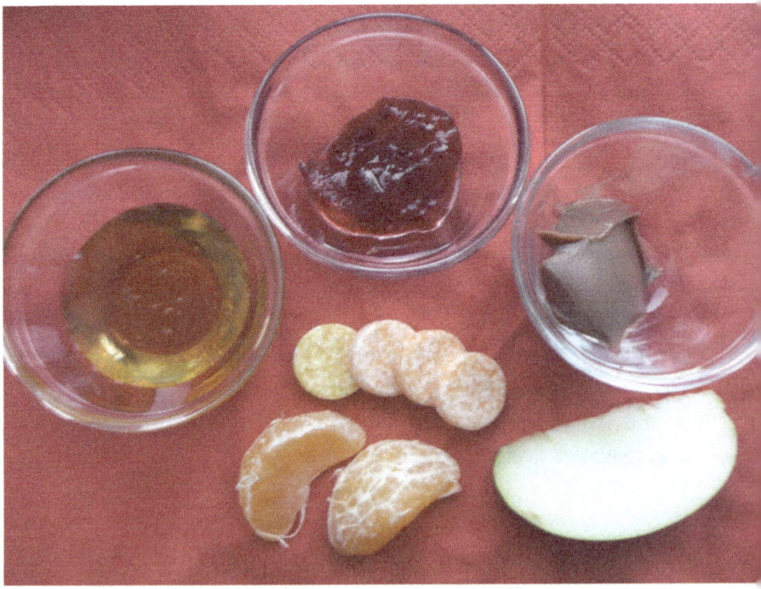

Abb. 7:
Mundpflegealternativen (Honig, Marmelade, Schokocreme, Brause-Bonbons, Apfelscheibe)

Tabelle 1: Palliative Probleme und Angebote der Basalen Stimulation

Palliative Probleme	Angebote der Palliativpflege und der Basalen Stimulation
Mundtrocken-heit	Speichelfluss anregen: olfaktorisch: Zitronenöl über Aromalampe, gustatorisch: Zitronenwasser, saure Tees (Hagebutte, Malve) Zitronendrops, Vitamin-C Lutschtablette, Säfte, Ananas-Eis-Chips, Eiswürfel aus Wein (Retsina), Sekt, Bier, Cola, Säfte oral: Brotrinde, Trockenobst, Lunchpack, Kaugummi somatisch: Ausstreichung der Wangen — Stimulation der Spreicheldrüse Mundpflegemischung (Sprayflasche oder Tupfer) 40 ml Wasser mit wenig Kondensmilch und Zucker + 2 gtt Zirtonenöl + 2 gtt Kardamomöl (Rezept der Palliativstation Interdisziplinäres Zentrum für Palliativmedizin Klinikum der Universität München - Großhadern)
Beläge, Borken	Ablösen mit Fett (Sahne, Mandelöl, Olivenöl, Naturjoghurt) danach Spülen oder Abwischen Ausspülen mit kohlesäurehaltigen Getränken (Cola, Sekt) Brausepulver oder Vitamin C die Schaumentwicklung löst Beläge
Painful mouth Mukositis	Myrrentinktur, Salbeitee, Honigwürfel (gefroren) oder Honig gefroren auf einem Mundspatel
Mundgeruch	Pfefferminztee, Pfefferminzhydrolat (verdünnt), Salbeitee, Eukalyptusöl in Dexpanthenol-Lösung zur Spülung

4.2.4 Olfaktorische Wahrnehmung

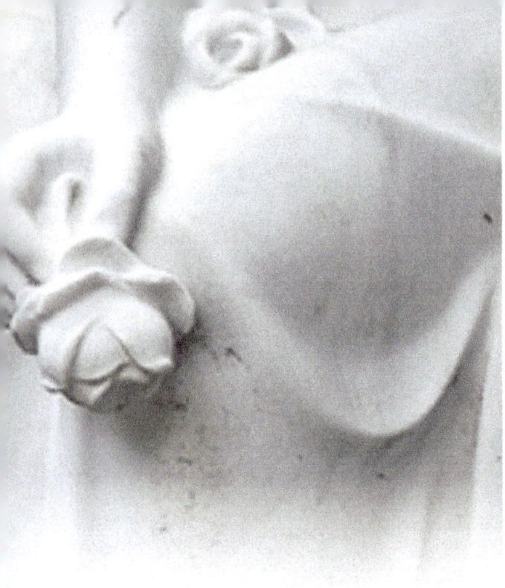

Die Geruchswahrnehmung erfolgt über die Riechzellen der Nase und werden direkt in das Limbischen System geleitet – der Ort wo auch Emotionen verarbeitet werden. Das bedeutet, wann immer Menschen Gerüche wahrnehmen, haben diese auch eine emotionale Wirkung, sie können positive oder negative Erinnerungen mit sich bringen. Basale Stimulation® arbeitet nicht mit der Wirkung von Aromen (wie es die Aromapflege beabsichtigt), sondern mit der Erinnerung oder Assoziation von biographisch bedeutsamen Düften. Daher ist die Intention von olfaktorischen Angeboten individuell zielgerichtet um diese nicht manipulativ einzusetzen.
Der gezielte Einsatz von Gerüchen kann sinngebend hilfreich sein wenn die verbale Verständigung behindert ist. Ein Duft kann auf pflegerische Maßnahmen wie Mundpflege oder Körperpflege einstimmen. Daher verwendet die Basale Stimulation® natürliche, biographisch bedeutsame Düfte, wie eigene Pflegeprodukte, Parfüm oder Blumen aus dem eigenen Garten. Orangenschalen auf der Heizung, frisch geschnittenes Gras können auch durch einen Bezug zur Jahreszeit orientierend sein.
Neben diesen gezielten Geruchsangeboten gibt es noch eine zweite Variante einer olfaktorischen Wahrnehmungsförderung: das Belassen eines vertrauten Geruchs z. B. getragene Kleidung, eigene Pflegemittel, ein eigenes Kopfkissen. Diese Gerüche geben Orientierung, Sicherheit und vermitteln das Gefühl von Vertrautheit.

Eine junge Mutter ist infolge eines Glioblastoms in mehreren Wahrnehmungsbereichen stark eingeschränkt. Sie orientiert sich durch olaktorisches und taktiles „Erfassen" ihrer Umwelt. Das Plüschtier ihres Kindes nimmt sie in die Hände und riecht daran. Sie lächelt und wird sofort ruhig und hält es auch in der Folgezeit immer fest und legt es sich zum Schlafen scheinbar bewusst vor ihre Nase.

In der palliativen Pflege hat die Geruchsneutralisierung eine große Bedeutung wenn schlechte Gerüche (exulzerierende Wunden, Harnwegsinfektionen) die Lebensqualität und das Sozialleben beeinträchtigen. Wichtig ist hier die Neutralisierung des schlechten Geruchs und nicht die Überdeckung, dies hat meist eine kaum zumutbare Geruchsvermischung zur Folge. Die palliative Wundversorgung hat wirksame Strategien entwickelt die oft schon an der Geruchsentstehung angreifen. Infektionsbehandlung, geruchsneutralisierende Wundauflagen oder auch ein zeitweises Abdichten von Wunden sind ebenso wichtig wie ein täglicher Wäschewechsel und Frischluft. Kaffeepulver oder Kaffeesatz neutralisiert bis zu einem gewissen Grad und für sehr schwierige Fälle gibt es synthetische Geruchsneutralisierer.

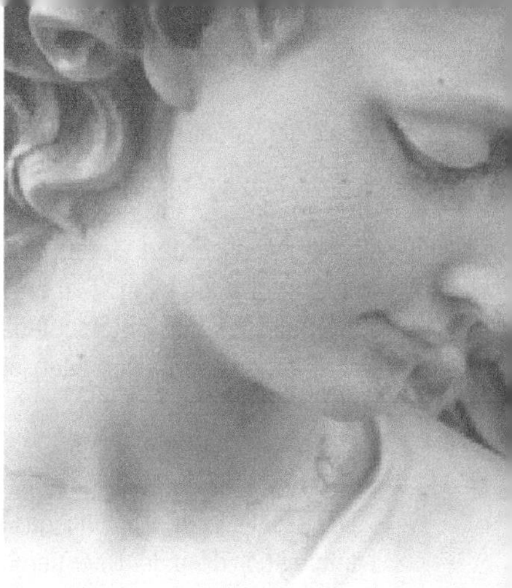

4.2.5 Auditive Wahrnehmung

Das Hören – die Wahrnehmung von Schallwellen entwickelt sich aus der vibratorischen Wahrnehmung. Das Hören erfolgt vor der Geburt durch Wahrnehmung der Schallwellen als eine ganzkörperliche Erfahrung. Später im Leben wird Hören und auch Verstehen vorrangig mit einer guten auditiven Funktion der Hörorgane verbunden. Das bedeutet, wir nehmen Schallwellen mit dem Gehör wahr, ordnen diese mit Hilfe des Gehirns anderen Sinneswahrnehmungen zu, übersetzten sie in unsere Sprache und verstehen so das Gehörte. Zusätzlich nehmen wir Schallwellen auch unbewusst mit unserem Körper wahr.
Hören ist notwendig zur Orientierung und zur Interaktion.
„Blindheit trennt von Dingen, Taubheit trennt von Menschen“ – diese Aussage von der taubblinden amerikanischen Schriftstellerin Hellen Keller betont die Isolation infolge der Gehörlosigkeit.

Auch ohne erkennbare Rückmeldung des Patienten, bei komatösen oder auch sterbenden Menschen, ist Kommunikation für Pflegende selbstverständlich. Zugehörige brauchen dazu manchmal eine Ermutigung, da oft die Meinung herrscht, wo Rückmeldung oder Reaktion des Patienten ausbleibt kann auch keine Wahrnehmung sein.
Wenn Pflegende mit den Patienten reden, sind das oft handlungsbezogene Ankündigungen von Pflegemaßnahmen. Verbalkognitiv eingeschränkte Menschen können diese nicht immer verstehen. Um eine differenzierte auditive Wahrnehmung zu ermöglichen ist es sinnvoll, gleichzeitig eine körpernahe Interaktion anzubieten. Auch das ist für viele Pflegenden selbstverständlich: eine Ansprache oder Erklärung immer auch mit Körperkontakt, beispielsweise mit einer individuellen Begrüßungsberührung zu verbinden. Auch die Stimme, die Sprachmelodie, die Berührungsqualität und die Mimik sollten eine eindeutige Mitteilung geben. Auditive Angebote bieten Möglichkeiten der Interaktion durch die Stimme im Gespräch oder durch Singen, Musik, Naturgeräusche. Wichtig sind die Eindeutigkeit und die sinngebende Einbettung. Die Eindeutigkeit ist immer dann gegeben wenn Geräusche sich nicht vermischen und somit die Konzentration auf ein Angebot gerichtet werden kann: wenn verbale Ansprache oder andere Angebote stattfinden ist die Musik sinnvollerweise aus.
Eine sinngebende Einbettung bezieht andere Sinneswahrnehmungen mit ein um ein Verstehen zu ermöglichen: die Mitteilung einer Körperpflege reicht vielleicht nicht um zu verstehen, aber Spüren von Wasser

und Waschlappen, das Riechen von bekannten Pflegemitteln können die Information vervollständigen und zu verstehen helfen.
Bei allen akustischen Angeboten ist es notwendig zu bedenken, dass sich der Mensch den Geräuschen nicht entziehen kann, sein Gehör nicht abschirmen kann. Daher ist der Einsatz eines Kopfhörers aufgrund der subjektiv unterschiedlichen Wahrnehmung der Lautstärke nur bei äußerungsfähigen Menschen sinnvoll.

4.2.6 Visuelle Wahrnehmung

- Die visuelle Wahrnehmung, das Sehen und die Verarbeitung dieser Information dient der Orientierung und der frühzeitigen Abwehr von Gefahr. Die Entwicklung des Sehens geschieht in aufeinander folgenden Stufen:
- Wahrnehmung von Hell und Dunkel – Umrisse in kurzer Distanz (10–15 cm)
- Wahrnehmung eigener Körperteile – Umfeldwahrnehmung auf weitere Distanz (1–2 m)
- Visuelles und taktiles (ggf. orales) Erkennen von Gegenständen – Wahrnehmung von Farben
- Differenzierte Wahrnehmung von Formen und Personen

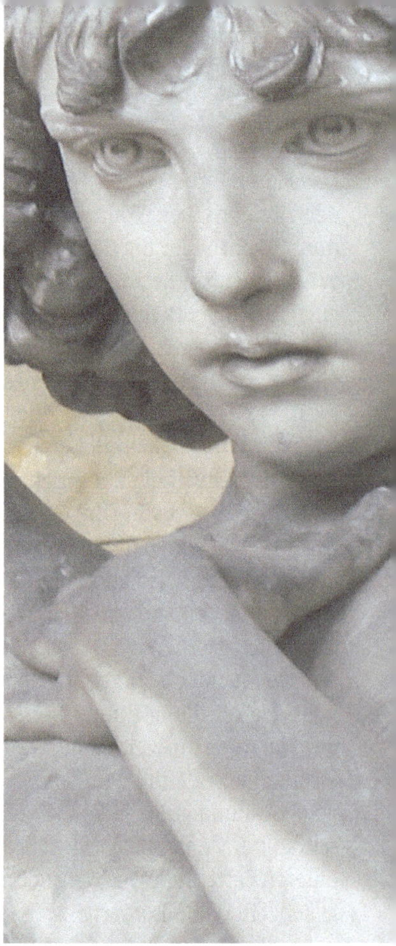

Es ist anzunehmen, dass visuelle Wahrnehmungsveränderungen umgekehrt in einer ähnlichen Reihenfolge verlaufen und die visuellen Wahrnehmungsangebote auch bei Angeboten im Hell-Dunkel-Bereich und im Nahbereich beginnen sollte. Mit einem gezielten Einsatz der Lichtintensität kann eine Orientierung zur Tageszeit unterstützt werden. Menschen mit visueller Einschränkung können leicht geblendet werden, was im Nachtdienst schon durch das vom Flur einfallende Licht passieren kann. Ein rotes Nachtlicht reduziert die blendende Wirkung für Patient und Pflegeperson.
Die Position des betroffenen Menschen ist für die visuelle Gestaltung des Menschen zu berücksichtigen: Bilder auf dem Nachtisch sind möglicherweise nur in Seitenlage zu sehen. Bewegende Objekte wie Mobiles können gut wahrgenommen werden, aber sind auch manchmal Ursache von Desorientierung durch optische Verkennung oder Halluzinationen. Menschen mit demenzieller Erkrankung erkennen sich und ihre Zugehörigen oft auf alten Fotos wieder, während sie sich mit aktuellen Bildern nicht identifizieren.

4.3 Das Leben spüren – Reaktionen auf sensorische Deprivation

Ein Defizit in der Körperorientierung tritt dann auf, wenn die Wahrnehmungsangebote unzureichend oder in einer nicht angemessenen Form angeboten werden. Die sichtbaren Symptome von sensorischer Deprivation werden oft beobachtet aber nicht immer als Wahrnehmungsdefizit eingeordnet.
Habituation ist eine Gewöhnung an einen gleichbleibenden Reiz. Unbewegtes Liegen auf einer weichen Matratze führt zu einem Verschwimmen der Körperorientierung. Extremitäten werden nicht mehr in der vertrauen Weise gespürt und die Folgen sind Unruhe und Agitiertheit.
Besonders die zur Dekubitusprophylaxe eingesetzten Wechseldruckmatratzen haben viele beobachtbare Auswirkungen für den Patienten:

- Eine degenerative Habituation aufgrund der Störung des Körperbildes und der Körperwahrnehmung mit nachfolgenden Koordinationsstörungen und Desorientierung und Verhaltensveränderungen
- Affektlabilität und emotionale Störungen
- Beeinträchtigung des Erholungsschlafes durch die Motorgeräusche und die anregende Wirkung der Vibrationen
- Fehlende Bewegungsförderung mit der Folge von schmerzhaften Kontrakturen
- Fehlendes somatisches Feedback (kein Spüren der Körpergrenzen) mit der Folge von Spastiken
- Zunahme von Schmerzen, Unruhe, Orientierungsstörungen Agitation

Der Einsatz dieser Wechseldrucksysteme ist oft fragwürdig und sollte mit einer engen Indikationsstellung erfolgen. Wenn ein Bewohner auf einer solchen Matratze liegt, müssen regelmäßig sinnvolle Angebote zur Körperorientierung wie körperorientierende Lagerungen und Waschungen und aktive/passive Bewegungsangebote gemacht werden.

Einem Mangel an Spürinformation kompensieren manche Menschen mit Autostimulationsmechanismen in den basalen Wahrnehmungskanälen. Eine somatische Autostimulation kann sich durch massives Kratzen (ohne Juckreiz) oder durch Schlagen mit den Extremitäten oder dem Kopf an die Seitenteile des Bettes äußern. Vibratorische Au-

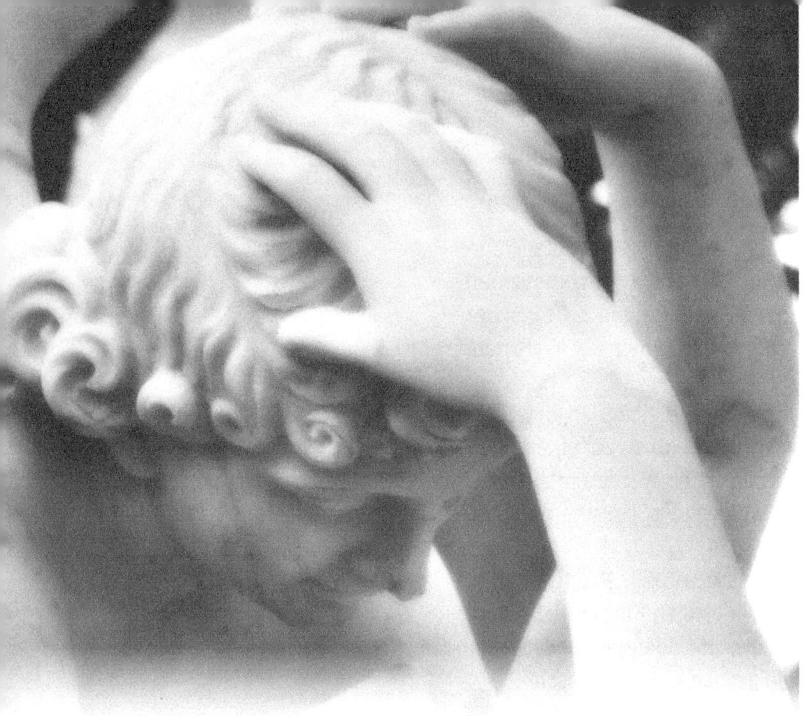

tostimulation zeigt sich beispielsweise durch dauerhaftes Lautieren, Stöhnen, Rufen, Kratzen auf der Bettdecke oder durch Zähneknirschen. Gleichförmige Schaukelbewegungen mit dem Körper oder dem Kopf, stereotypes Wischen mit den Händen sind Formen der vestibulären Autostimulation.

Wenn diese Mechanismen der Selbstanregung beobachtet werden kann mit zielgerichteten sensorischen Angeboten in dem betreffenden Wahrnehmungsbereich dem erlebten Mangel entgegengewirkt werden.

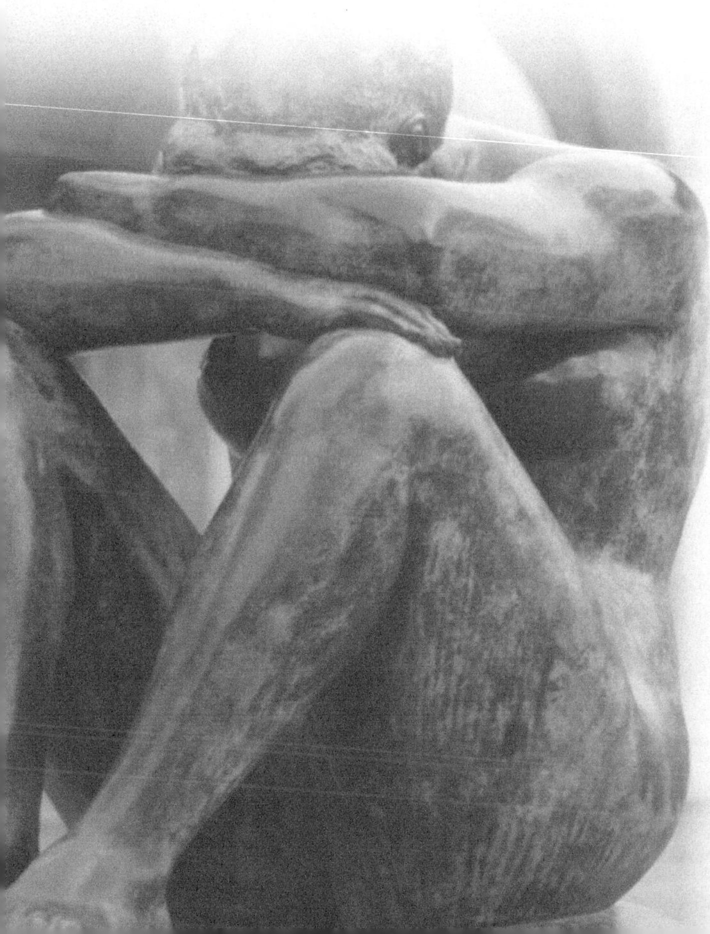

4 Wahrnehmung als Begegnungsebene

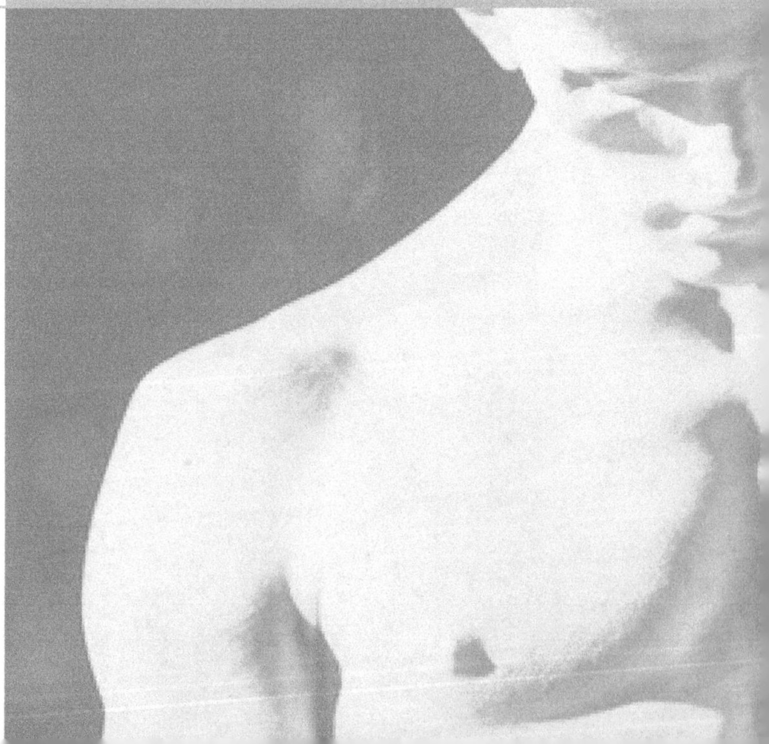

Kapitel 5

Leben erleben – Die letzte Lebensphase

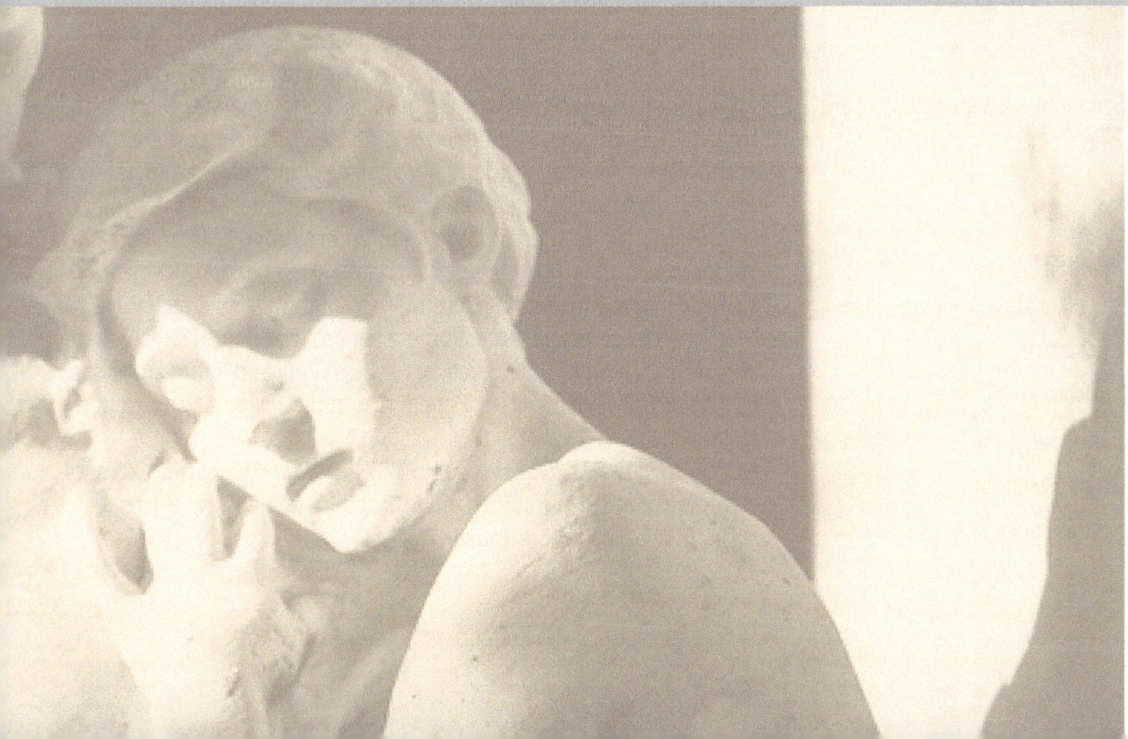

5 Leben erleben – Die letzte Lebensphase

Ein sterbender Mensch ist ein lebender Mensch in seiner letzten Lebensphase. Diese Lebenszeit ist für jeden Menschen einzigartig und individuell wie sein ganzes Leben. Die Art und Weise des Sterbens ist geprägt von den eigenen Wertvorstellungen, der Spiritualität, physischen, psychischen und sozialen Ressourcen und/oder Defiziten. Die möglichen Emotionen sind z. B.: Hoffnung, Verzweiflung, Zuversicht, Wut, Trauer, Angst, Sprachlosigkeit, Resignation, Hingabe. Sterben heißt Abschied nehmen, sich auf den Weg machen zu neuen Perspektiven, vielleicht auch in die Nichtexistenz. Palliative Care kann mit einer guten Symptomkontrolle und einem multiprofessionellen Netzwerk einen Rahmen schaffen um den Sterbenden ein Stück zu begleiten. Die letzte Lebensphase kann ruhig und friedvoll verlaufen. Möglicherweise wirkt der sterbende Mensch aber auch unruhig, getrieben und leidend trotz guter Symptomkontrolle. Viele Menschen sterben in der gleichen Weise wie sie gelebt haben, ein individuelles Sterben ist von Außen betrachtet nicht immer friedlich und ruhig.

Trauer ist ein Prozess und beginnt nicht erst mit dem Tod eines Menschen. Für die Zugehörigen ist dieser Mensch in absehbarer Zeit nicht mehr verfügbar. Sterben ist der Abbruch aller menschlichen Beziehungen. Das bedeutet alles was jetzt nicht erledigt werden kann bleibt ungetan und ungesagt. Auch für die Zugehörigen ist das Sterben mit ähnlichen Emotionen verbunden wie für den Sterbenden selbst. Viele Krankheitssymptome werden, unabhängig vom subjektiven Erleben des Sterbenden als Leiden gesehen und später auch als solches erinnert. Häufig ist es hilfreich, vor dem Auftreten von sichtbaren oder hörbaren Veränderungen beim Patienten ausreichende Informationen zu haben um Sinn und Bedeutung ohne Angst zu verstehen. Dem Menschen noch etwas Gutes tun, ist ein großes Bedürfnis. Nichts tun zu können, passive Hilflosigkeit ist für Zugehörige oft kaum aushaltbar. Es gibt viele Möglichkeiten, Zugehörige in die Pflege und Begleitung, einzubeziehen.

Sandgathe-Husebo *(Husebø, KLASCHIK 2009, 402)* hat die körperlichen Symptome unter denen ein Mensch im letzten Lebensjahr leidet zusammengefasst: siehe Tabelle 2.

Tab. 2:
Symptome in der letzten Lebensphase

Symptom	Anteil
Schmerzen	84 %
Anorexie	71 %
Übelkeit, Erbrechen	51 %
Schlaflosigkeit	51 %
Dyspnoe	47 %
Obstipation	47 %
Depression	38 %
Verwirrtheit	33 %

Ein vollständiges Bild ergibt sich jedoch erst, wenn die psychischen, sozialen und spirituellen Probleme und Fragen Bestandteil der Betrachtung sind.
Dame Cicely Saunders hat diese ganzheitliche Sicht mit dem Begriff „total pain“ beschrieben. Damit weist sie darauf hin, dass schwer kranken und sterbenden Menschen immer in allen Dimensionen des Lebens zu begegnen ist, sie umfassend Unterstützung und Begleitung brauchen: siehe Abbildung 8.

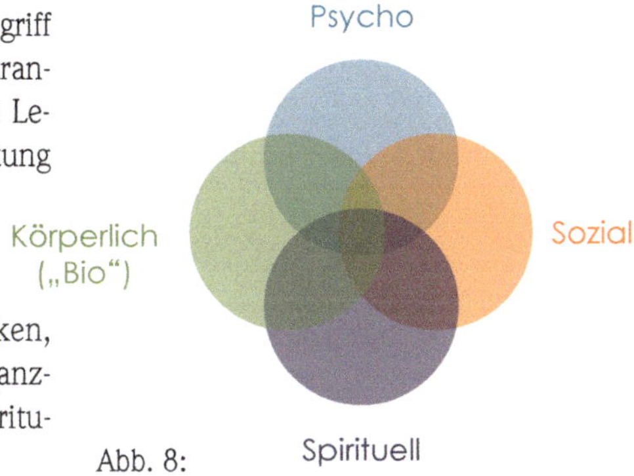

Abb. 8:
Total Pain-Konzept Cicely Saunders 1963 („Bio-Psycho-Soziales Modell“)

Zum Grundverständnis von Palliative Care gehört, schwer kranken, alten und sterbenden Menschen, aber auch ihren Zugehörigen ganzheitlich in ihren körperlichen, psychosozialen, kulturellen und spirituellen Bedürfnissen und Leiden zu begegnen.
Es geht stets um die ganze Biographie des betroffenen Menschen und nicht nur um seine Krankengeschichte. Das heißt, sein Befinden und nicht nur seine Befunde stehen im Vordergrund. Das Leiden ist umfassend und in Bezug zum ganzen Menschen zu sehen. Körperliche Schmerzen können Ängste verstärken, wie auch Ängste wiederum das Schmerzerleben negativ beeinflussen können. Soziale Verlassenheit kann Gefühle von Einsamkeit hervorrufen.
Umfassendes Leiden bedarf einer umfassenden Achtsamkeit. Davon lässt sich ableiten, neben dem Leiden auch wahrzunehmen, was diesen Menschen und seine Zugehörigen physisch, psychosozial und spirituell trägt. Hier geht es um das innerste Wesen, seine Biographie und seine Werte, das was diesen Menschen im Leben getragen hat. Palliative Care sieht und würdigt stets den ganzen Menschen.

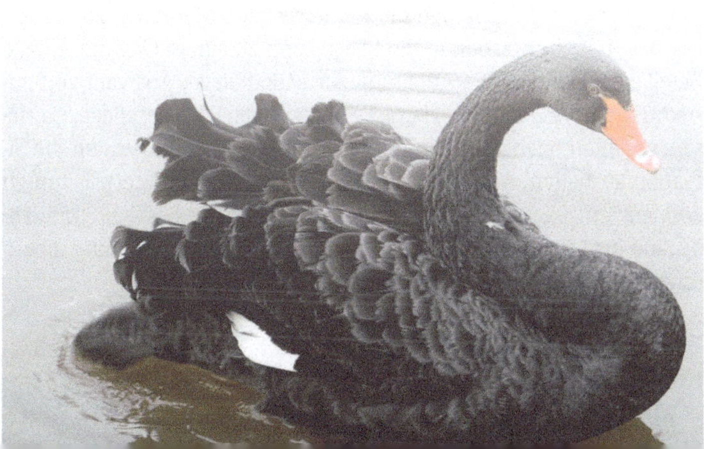

5.1 Leben erhalten – Essen und Trinken in der letzten Lebensphase

Während Schwerkranke oftmals die Nahrungs- und Flüssigkeitsaufnahme stark reduzieren, weil sie diese für ihren Körper als eine Belastung spüren, können die Zugehörigen diesen Schritt nur schwer mitgehen. Die Sorge, dass dieser Mensch verhungert oder verdurstet ist groß und es braucht viel Information über die körperlichen Vorgänge am Lebensende. Wenn Sterbende zum Essen oder Trinken genötigt werden oder wenn Nahrung und Flüssigkeit über PEG oder intravenös verabreicht werden, können die Folgen für den Betroffenen sehr belastend sein. Die Nahrung / Flüssigkeit kann von einem sterbenden Körper nicht mehr verarbeitet werden. Übelkeit, Völlegefühl, Erbrechen und die Zunahme von Ödemen sind die Folgen. Die terminale Rasselatmung ist für alle Begleiter eine große Belastung und resultiert oft aus einer zu großen Flüssigkeitszufuhr.
Eine terminale Dehydratation ist (im Gegensatz zur akuten Dehydratation!) ein natürlicher, zum Sterbeprozess gehörender Zustand:

- Ödeme nehmen ab → das reduziert Schmerzen, Atemprobleme und terminale Rasselatmung
- Es kommt zu einer Endomorphinausschüttung →
  diese körpereigene Reaktion vermindert Schmerzen – oft ist eine Reduktion von Analgetika möglich.

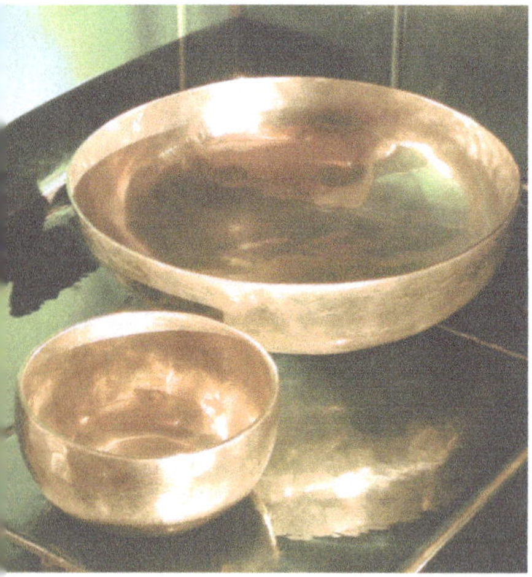

Leben erhalten bedeutet hier Lebensqualität erhalten. Für die Zugehörigen braucht es Aufklärung und Verständnis für ihre Sorge. Die Zugehörigen können einfühlsam zu einem Perspektivwechsel geführt werden indem sie ihre Zuwendung nicht über Essen und Trinken zeigen, sondern andere Wege finden für den sterbenden Menschen zu sorgen. Die bewusste Integration in die Pflege kann zu einem Gewinn für alle Beteiligten werden. Die Anleitung zur Mundpflege, Auswahl von gustatorischen Angeboten, Hand- / Fußmassagen, Körperpflege, vorlesen, erzählen oder einfach nur anwesend sein und gemeinsam die Situation aushalten, sind Möglichkeiten ihrem Bedürfnis „etwas tun zu können" entgegen zu kommen. Viele Angebote der Basalen Stimulation sind für Laien gut nachvollziehbar und mit wenig Anleitung umzusetzen.

5.2 Der eigene Rhythmus – Wann beginnt das Sterben?

„Das Leben wird vorwärts gelebt und rückwärts verstanden" – diese Aussage von Kierkegaard gilt auch für das Sterben. Die Frage ob sich ein Mensch in der Sterbephase befindet lässt sich nur in der Rückschau mit Sicherheit sagen.

Für die Begriffe Palliative Care Phase oder Rehabilitationsphase, Terminalphase oder (Prä-)Finalphase gelten keine einheitlichen Definitionen. Palliative Care unterscheidet die Phasen im Allgemeinen jedoch wie folgt:

- *Palliative Care Phase* oder Rehabilitationsphase bezeichnet die letzten Monate, selten Jahre, in der trotz und mit der Erkrankung ein weitgehend normales Leben möglich ist. In dieser zeitbegrenzten Rehabilitationsphase wird eine Erhaltung der Mobilität der Patienten angestrebt. Palliative Care fördert als ganzheitliches Konzept mit psychosozialer und spiritueller Begleitung die Auseinandersetzung mit der Erkrankung und eine subjektiv bestmögliche Lebensqualität. Das Ziel besteht in größtmöglicher Selbstbestimmung und der Begleitung im gewohnten Umfeld.
- Als *Terminalphase* bezeichnet man den Zeitraum von einigen Wochen, selten Monaten, vor dem Tod. Die autonome Aktivität ist zunehmend eingeschränkt, körperliche Schwäche nimmt zu und der Symptomkontrolle kommt eine hohe Bedeutung zu.

Twycross beschreibt die Anzeichen für das Eintreten in die Terminalphase, wenn der Patient

- an einer fortgeschrittenen, progressiven Krankheit mit schlechter Prognose leidet,
- zunehmend bettlägerig und extrem geschwächt ist,
- neue Symptome beklagt (z. B. Unruhe, Dyspnoe, Angst, Schmerz, Somnolenz),
- unter zunehmender Schläfrigkeit mit zeitweiser Desorientiertheit leidet,
- immer weniger Interesse für Essen und Trinken aufbringt,
- immer weniger Interesse für seine Umgebung und sein Leben zeigt,
- eine oder mehrere lebensbedrohende Komplikationen hat.

Und: wenn Arzt und Pflegende den Zustand des Patienten so einschätzen, dass dessen Tod bevorsteht.
Wenn die meisten oder alle oben genannten Punkte erfüllt sind, ist die Wahrscheinlichkeit hoch, dass der Patient im Laufe der nächsten Wochen und manchmal Monate sterben wird.
Diese Phase verläuft gewöhnlich in langsamen Schritten, kann aber auch plötzlich und für alle mehr oder weniger unerwartet und damit belastender ablaufen.

Die Finalphase ist die eigentliche Sterbephase und beschreibt die letzten Stunden, manchmal auch wenige Tage des Lebens.

Die körperlichen Anzeichen des bevorstehenden Todes können sein (Auswahl):

- Vermehrte Müdigkeit und Teilnahmslosigkeit
- Längere Schlafphasen bis hin zum Koma
- Reduzierung von Nahrungs- und Flüssigkeitsaufnahme
- Reduzierung der Urinausscheidung
- Kalte Füße, Arme, Hände (schwache Durchblutung) oder übermäßiges Schwitzen
- Dunkle, livide Verfärbung der Körperunterseite, Hände, Knie und / oder der Füße (Marmorierung)
- Bleiche „wächserne" Haut
- Ausgeprägtes Mund-Nasendreieck
- Schwacher Puls
- Blutdruckabfall
- Reduzierte Wahrnehmung der Außenwelt (Zeit, Raum, Personen)
- Veränderter Atemrhythmus
- Präfinales Rasseln

(Die Anzeichen der Terminalphase, modifiziert nach Twycross und Lichter)[1]

---

1 Twycross R, Lichter I. The terminal phase. In: Oxford textbook of palliative medicine. Doyle D, Hanks GWC, MacDonald N (Hrsg.). Oxford University Press 1993; 651–61.

5.3 Sicherheit erleben – Palliative Akutsituationen

Palliative Notfälle oder Akutsituationen sind vorhersehbare lebensbedrohliche Komplikationen. Antizipation als die Erwartung oder eine Erwartungshaltung ist ein wichtiges Prinzip von Palliative Care. Es vermittelt Sicherheit für alle Beteiligten, wenn ein möglicher Notfall verbalisiert und das Vorgehen geplant ist. Als palliative Akutsituationen können Schmerzattacken, Atemnotattacken, lebensbedrohliche Blutungen, Delirantes Syndrom und Epileptische Krampfanfälle in einem Notfallplan erfasst werden. Die Komplikationen und die mögliche Vorgehensweise wird vom Hausarzt dem betroffenen Menschen und seinen Zugehörigen erklärt. In einem Notfallplan wird der „Notfall" benannt, Medikamente angeordnet und der Behandlungswunsch des Patienten festgehalten. Die Medikamente, das notwendige Zubehör sind vorhanden und die Zugehörigen fühlen sich befähigt diese zu verabreichen.

Auf diese Weise ist auch ein Notarzt in kürzester Zeit informiert und kann dem Wunsch des Patienten entsprechen. Einer ungewollten Klinikeinweisung wird so vorgebeugt.

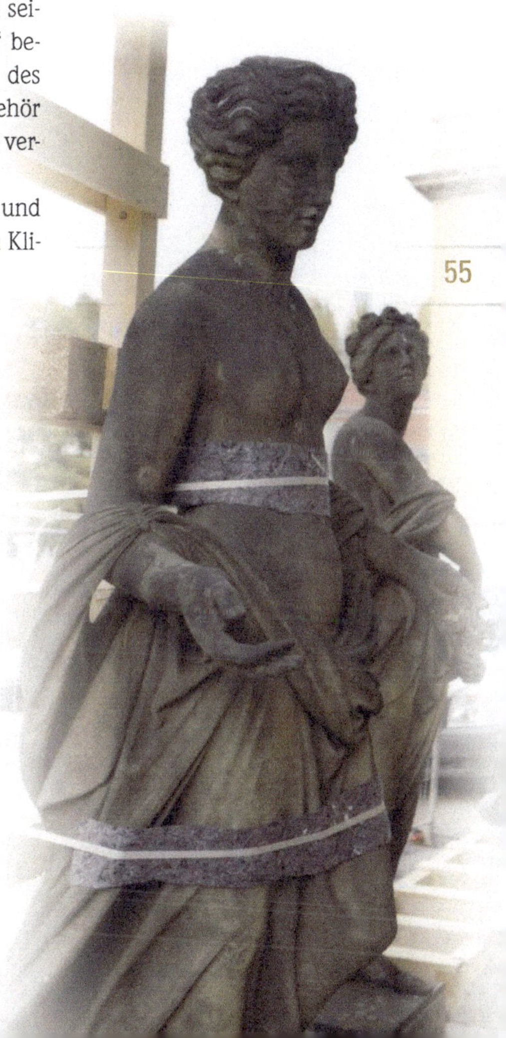

5.4 Sinn und Bedeutung – Symptome in der letzten Lebensphase

In der letzten Lebensphase treten neue Krankheitssymptome auf oder die vorbestehenden verändern sich in Intensität und Art. Eine ganzheitliche Sicht für den betroffenen Menschen und seine Zugehörigen ist notwendig, um ihm in dieser Lebensphase gerecht zu werden.
Damit dies gelingen kann, ist es hilfreich das zentrale Ziel bzw. Lebensthema des Bewohners für das jeweilige Problem zu betrachten. Die Symptome werden in Folge mit einem Perspektivenwechsel zur individuellen Sichtweise des betroffenen Menschen betrachtet. Nur aus diesem Blickwinkel können die Angebote der Basalen Stimulation® individuell und situativ gestaltet werden und so die subjektiv erlebte Lebensqualität verbessern.

5.4.1 Schmerzen

- In der Finalphase können Schmerzen aufgrund eines Tumorprogresses auftreten. Oft ist dies der Hinweis auf eine akute Veränderung.
- Veränderungen der Organfunktionen können die Wirksamkeit von Opiaten verändern.
- Gleichzeitig kommt es durch eine Dehydratation zu einer Endorphinausschüttung welches als körpereigenes „Opiat" schmerzreduzierend wirkt.
- Metabolische Veränderungen, z. B. eine Hyperkalzämie, können zu Müdigkeit, Unruhe, Übelkeit und auch zur Verstärkung der Schmerzen führen.
- Durch die zunehmende Immobilität kommt es zu bewegungsabhängigen Schmerzen oder Liegeschmerzen.
- Die Medikamenteneinnahme kann in der Sterbephase durch Schluckstörungen eingeschränkt sein. Möglicherweise ist die Anpassung der medikamentösen Therapie notwendig. Eine Umstellung auf subkutane, regelmäßige Einzelgabe oder die kontinuierliche Gabe über eine Spritzenpumpe oder PCA Pumpe ist abzuwägen.
- Angst verursacht eine erhöhte Körperspannung und dadurch einen vermehrten Sauerstoffverbrauch was zur spürbaren Atemnot führen kann. Atemnot und Angst verstärken sich in einem *circulus vitiosus* gegenseitig.
- Die eingeschränkte Autonomie und möglicherweise nicht mehr tragfähige Bewältigungsstrategien, Trauer und Sorge verändern das Schmerzerleben und die Schmerzverarbeitung.

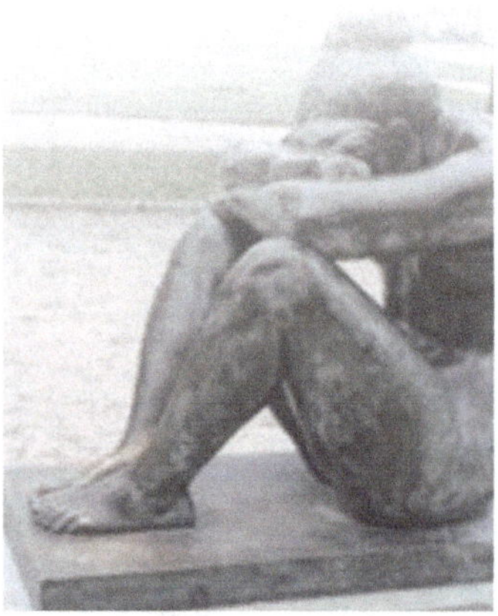

In allen Fällen ist eine Anpassung der medikamentösen und pflegerischen Therapie erforderlich!
Um dem betroffenen Menschen unterstützende Angebote machen zu können ist eine individuelle Betrachtung notwendig.

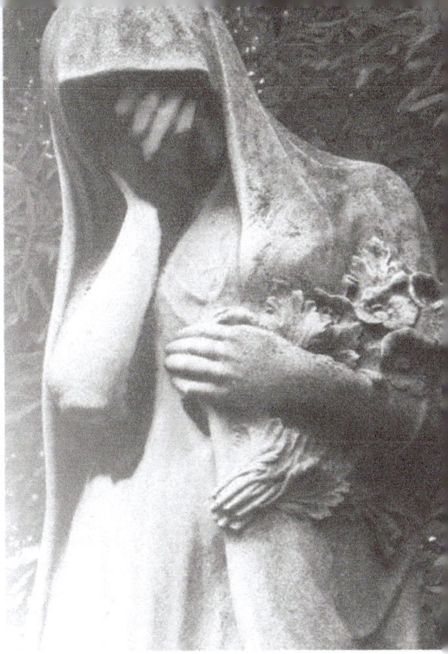

Leben erhalten und Entwicklung erfahren

Scherzen wirken unmittelbar lebensbedrohlich. Das Erleben von Schmerzen stellt eine existentielle Erfahrung dar. Neu auftrennende, oder sich verstärkende Schmerzen werden mit einer Verschlechterung der Situation und einem Progress der Krankheit assoziiert. Die Hoffnung auf eine möglichst lange verbleibende Lebenszeit weicht der Gewissheit, dass das Leben zu Ende geht.

Im palliativen Kontext bedeutet diese zentrale Perspektive nicht das Leben um jeden Preis zu erhalten. Für einen sterbenden Menschen bedeutet Leben erhalten die subjektiv erlebte Lebensqualität für ihn zu bewahren. Dazu ist eine kompetente Schmerztherapie unerlässlich. Diese Schmerztherapie wird individuell und situativ angepasst. Die veränderte Schmerzwahrnehmung, Intensität und neu auftretenden Symptome in der Sterbephase werden hier berücksichtigt. Da sich auch eine bis dahin stabile Schmerzsituation verändern kann, ist eine aufmerksame Beobachtung bezüglich einer Zunahme von Schmerzen, Veränderung der Schmerzart aber auch einer möglichem Medikamentenüberdosierung zu berücksichtigen. Häufig besteht noch immer die falsche Annahme, dass Schmerzen zum Alter gehören, oder dass Schmerzmittel den Sterbeprozess beschleunigen.
Neben einer optimalen medikamentösen Schmerztherapie sind pflegerische schmerzlindernde Angebote und ein Abwägen der Notwendigkeit von Pflegemaßnahmen wichtig.

Das eigene Leben spüren

Schmerzwahrnehmung und die Bewertung von Schmerzerleben ist subjektiv. Schmerzen empfinden zu können, gehört zum Leben. Das bedeutet, es kann für einige Menschen wichtig sein, ihre Lebendigkeit durch das Erleben von Schmerzen wahrzunehmen. Diese Einsicht ermöglicht uns einerseits das Verstehen einer Ablehnung von Schmerzmitteln und andererseits gibt sie uns die Möglichkeit Angebote zur Körperwahrnehmung zu machen, die nicht mit Schmerzen verbunden sind.

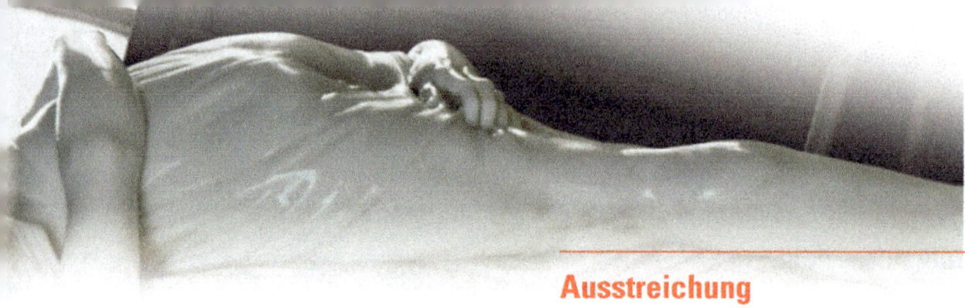

Ausstreichung

Basale Stimulation®, macht Angebote, das eigene Leben wahrzunehmen, zu spüren und zu erleben. Dies kann mit deutlichen Ausstreichungen ermöglicht werden. So ist es möglich, die Körperform wahrzunehmen, das Körperbild als vollständig zu erleben.
Ausstreichungen können vielseitig und ohne Zeitaufwand in die Pflege integriert werden. Sie ermöglichen die Wahrnehmung des Körperbildes, vermitteln Nähe, Sicherheit und wirken orientierend. Werden Ausstreichungen (ohne Medium) mit den Händen angeboten, stehen die Nähe und der Beziehungsaspekt im Vordergrund. Wird eine Creme oder ein Körperöl verwendet, vermittelt dies die Assoziation einer Massage und kann entspannend wirken. Ausstreichungen können einzelne Körperregionen betonen und bewusst machen. Beispielsweise kann das Ausstreichen der Hände und der einzelnen Finger für Zugehörige eine Möglichkeit sein, ihre Nähe spürbar werden zu lassen und trotzdem eine respektvolle und angemessene Distanz zu wahren. Die Ausstreichung kann auch mit einem Medium wie ein Waschlappen, Ausstreichsocken oder Baumwollhandschuhen erfolgen. Mit einem Medium angebotene Ausstreichungen können mehr Spürinformation über den eigenen Körper mit einer deutlicheren Distanz vermitteln. Diese Variante kann den Menschen gerecht werden, die Berührungen skeptisch gegenüber stehen oder diese auf ein Minimum beschränken wollen. Ausstreichungen wirken beruhigend, wenn sie für den betreffenden Menschen angemessen langsam, mit deutlich spürbarem Druck, in einer flächigen, mit geschlossenen Händen fließend streichenden Bewegung angeboten werden. Die entspannende Ausstreichung ermöglicht das Spüren des Körpers – sie vermittelt Körperwahrnehmung und wirkt auf den Muskeltonus regulierend. Indem physische und psychische Spannungen reduziert werden, haben Ausstreichungen eine schmerzlindernde Wirkung und ermöglichen, das eigene Leben zu spüren.
Ausstreichung der Extremitäten beginnen proximal – hier ist die Körperwahrnehmung am längsten deutlich spürbar. Mit beiden Händen beginnt die Ausstreichung in einer umfassenden Berührung, in einer langsamen, nachvollziehbaren Streichung Richtung distal bis ans Ende der Extremität. Die Hände und Füße werden dabei mit einem deutlicheren Druck und einem kurzen Verweilen betont.

Sicherheit erleben und Vertrauen aufbauen

Veränderungen in der Schmerzwahrnehmung und der Intensität des Schmerzerlebens machen Angst und verunsichern. Morphin wird noch immer als ein Indiz des nahen Todes gesehen und aus diesem Grund von Patienten wie auch von Zugehörigen abgelehnt. Angst vor Kontrollverlust, Abhängigkeit oder einem fremdbestimmten Dahindämmern durch die Nebenwirkungen von Medikamenten können mögliche Motive für einen Vorbehalt sein. Für Zugehörige ist die mutmaßliche Möglichkeit das Sterben medikamentös zu beschleunigen nicht akzeptabel.

McCaffery macht deutlich, dass Schmerz subjektiv ist. Den betroffenen Menschen in seinem eigenen Schmerzerleben, Schmerzwahrnehmung und Schmerzverarbeitung wahrzunehmen, seine eigenen Bewältigungsstrategien anerkennen und so Sicherheit erlebbar zu machen, bedeutet auch das Selbstvertrauen zu fördern. Der Patient weiß, dass er ernst genommen wird, auf Wunsch Bedarfsmedikation zur Verfügung steht und die Anpassung der Medikation an den aktuellen Bedarf jederzeit möglich ist.

„Schmerz ist das, was der Betroffene über Schmerz mitteilt, sie sind vorhanden, wenn der Patient mit Schmerzen sagt, dass er Schmerzen hat".
(McCaffery 1997, 12)

Vertrauen in das therapeutische Team, das in verständlicher Sprache die Wirkung der Medikamente erklärt und mögliche Nebenwirkungen nicht verschweigt, ist notwendig um Sicherheit zu erleben. Auch das Versprechen in seinem Sinne zu handeln in der Zeit, in der sich der Bewohner nicht mehr aktiv äußern kann, muss wahrhaftig sein und umgesetzt werden.

Den eigenen Rhythmus entwickeln

Schmerzen verändern den gewohnten Rhythmus jedes Menschen. Die Bewegungen werden energieschonender und langsamer ausgeführt. Alltägliche Tätigkeiten können nicht mehr wie gewohnt durchgeführt werden. Wenn sich ein gewohnter Umgang mit Schmerzen verändert fordert es den Menschen erneut auf, sich einem anderen „Schmerzrhythmus" anzupassen. Zunehmende Schwäche macht eine Anpassung nötig, die selten leicht fällt.

Bewegungsschmerzen behindern autonomes Bewegen und Liegeschmerzen stören den Erholungsschlaf. Neben der Schmerzbasistherapie muss Bedarfsmedikation vor Interventionen angeboten werden. Es ist sinnvoll eine Ausstreichung als Bewegungsanbahnung anzubieten.

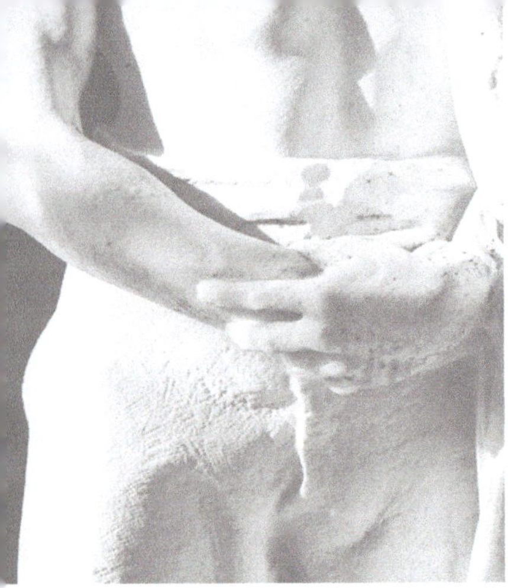

Die Außenwelt erfahren

Wer unter Schmerzen leidet blendet die Außenwelt aus, er zieht sich zurück, kann mit Desinteresse bis hin zur Apathie reagieren.

Die Begegnung mit der Außenwelt kann zu einer Veränderung der Schmerzwahrnehmung führen. Pflegetherapeutische Wickel, Auflagen und Kompressen arbeiten mit Kälte- oder Wärmeanwendungen und können schmerzlindernd eingesetzt werden (siehe Tabelle).

Schmerzen allgemein	Ölkompresse Feucht-heiße Kompresse Dampfkompresse mit Kamille oder Schafgarbe
Gelenkschmerzen: kalte-steife Gelenke	Quarkauflage warm (oder kalt nach Vorliebe des Patienten) Feucht-heiße Gelenkwickel oder Dampfkompresse
Halsschmerzen	Zitronenwickel (bevorzugt warme Anwendung, kalt nach Vorliebe des Patienten) Quarkauflage warm (oder kalt nach Vorliebe des Patienten)
Schmerzen Kopfschmerzen Fieber	Zitronen-Fußsohlenauflage
Schmerzen infolge Nackenverspannung	Dampfkompresse
Nervenschmerzen z. B. infolge Neuralgie	Ölkompresse mit Johanniskrautöl
Schmerzen: Zahnschmerzen Ohrenschmerzen	Kamillensäckchen (trocken) Kamillenkompresse (feucht-warm)

Tab. 3:
Wickel, Auflagen und Kompressen

Bei allen Angeboten, die mit Wärme oder Kälte arbeiten ist zu berücksichtigen, dass sterbende Menschen ein individuell verändertes Temperaturempfinden erleben. Das Erfragen von bevorzugten Angeboten sowie ein Temperaturtest und eine aufmerksame Beobachtung sind bei jeder Anwendung notwendig.

Beziehung aufnehmen und Begegnungen gestalten

Die soziale Komponente des Total-Pain Konzeptes assoziiert Schmerzen mit Einsamkeit und einem Gefühl von Verlassensein. Diese Faktoren können Schmerzen nicht nur auslösen sondern auch verstärken.

Sie können häufig nicht mit Worten beschrieben werden und entziehen sich jeglicher medikamentöser Behandlung. Beziehung aufnehmen, wieder erneuern oder Begegnung auf nicht sprachlichem Weg zu gestalten braucht kreative und diesem Menschen entsprechende Kanäle. Der verbalen Sprachlosigkeit angesichts unaussprechlichen Leids kann durch nonverbale Beziehungsgestaltung begegnet werden. Berührung ist nicht nur ein menschliches Grundbedürfnis sondern auch eine dem Menschen zutiefst eigene Kommunikationsform. Basale Stimulation® arbeitet mit einer professionellen Berührungsqualität die Nähe vermittelt und tonusregulierend wirkt. Schmerzzustände können durch entspannende Berührung positiv beeinflusst werden.
„Jeder fragt mich ob ich Schmerzen habe, aber ich will doch noch über so viel anderes reden" (Zitat einer Bewohnerin) – diese Aussage macht deutlich, dass sowohl Zugehörige als auch professionell Pflegende sich manchmal nur um das Symptom „Schmerz", nicht aber um den betroffenen Menschen sorgen. Eine Offenheit für die Begegnung mit sterbenden Menschen bedeutet nicht nur Aufmerksamkeit für sein körperliches Befinden sondern auch Achtsamkeit den Menschen im Hier und Jetzt.
Achtsamkeit ist die klare und nicht-wertende Wahrnehmung dessen, was in diesem Augenblick geschieht. Das bedeutet Gedanken, Gefühle, Körperwahrnehmung und alle Sinneswahrnehmungen unvoreingenommen, neutral zu betrachten und so zu akzeptieren, wie sie sind.

Sinn und Bedeutung geben und erfahren

Schmerzen sind ein Warnsignal des Körpers und als solche wirken sie beunruhigend. Hier kann auch wieder ein circulus vitiosus entstehen: Schmerzen machen Angst → Angst beeinflusst den Muskeltonus → eine hohe Körperspannung kann Schmerzen verstärken.
Werden Schmerzen vom Bewohner oder seinen Zugehörigen als Bestrafung interpretiert betrifft dies die spirituelle Dimension des Schmerzerlebens. Es wird die Sinnhaftigkeit von Leid hinterfragt und nach Antworten gerungen. Albert Camus sagte: "Das Leben zu verlieren ist keine große Sache; aber zusehen, wie der Sinn des Lebens aufgelöst wird, das ist unerträglich." Hier ist eine begleitende Haltung notwendig, ein gemeinsames Aushalten, ohne den Zwang Lösungen parat haben zu müssen. Der betroffene Mensch kann nur selbst in seine eigene Antwort hineinwachsen.

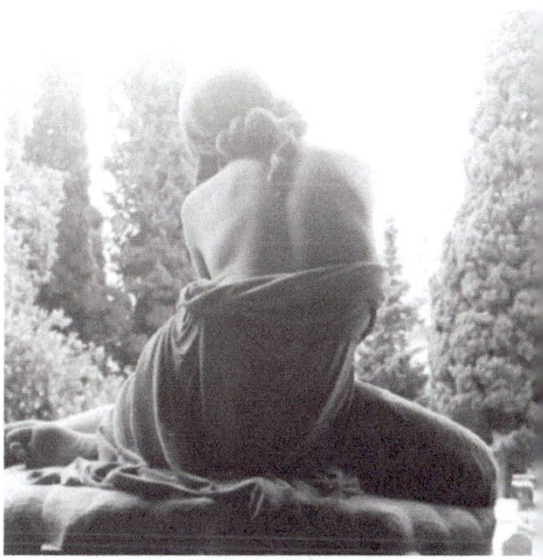

Die Sinnhaftigkeit einer Schmerztherapie ist für Patienten manchmal nicht nachvollziehbar. Wenn Medikamente in ihrer Wirkung erklärt und Einnahmezeiten besprochen werden, ermöglicht dies die Zusammenhänge der medikamentösen Therapie zu verstehen.
Aber auch das Zulassen und Begleiten von Schmerzzuständen, das gemeinsame Aushalten ist Teil der pflegerischen Begleitung.

Das Leben selbst gestalten

Schmerzen und deren Folgeerscheinungen schränken die selbständige Lebensgestaltung ein. Es ist möglich, dass sich die Aufmerksamkeit nur auf die Beobachtung der eigenen Schmerzwahrnehmung fokussiert. Lebensgestaltung findet in und zwischen Schmerzphasen statt. Sie wird von den Begleitsymptomen und von Medikamenteneinnahmen, möglicherweise auch von deren Nebenwirkungen bestimmt. Der Fokus der Begleitung liegt in dem Anerkennen eigener Bewältigungsstrategien:

- Was braucht dieser Mensch um mit den Einschränkungen durch Schmerzen sein Leben gestalten zu können?
- Was braucht der sterbende Mensch um seinen Abschied gestalten zu können?

Möglicherweise wird dies durch eine individuelle schmerzreduzierende Lagerung oder eine Umfeldgestaltung, die ihm Bewegungsfreiheit ermöglicht, erreicht.
Vielleicht braucht er Zuwendung oder will er alleine sein.

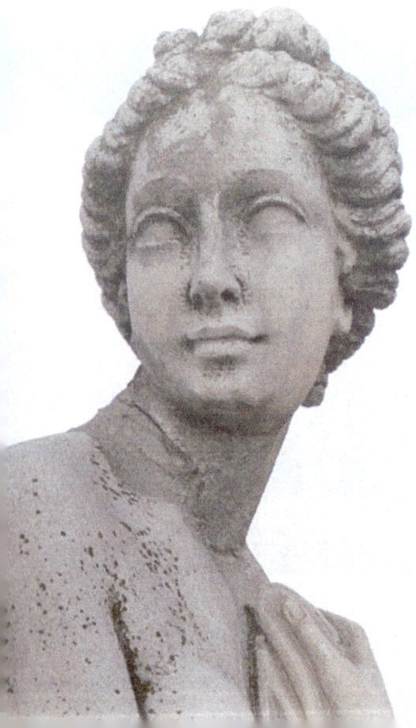

Selbstbestimmung und Verantwortung leben

Schmerzen schränken den Bewegungsradius des kranken Menschen ein. In vielen Bereichen des Lebens ist Unterstützung notwendig und es fällt den meisten Menschen schwer bei alltäglichen Tätigkeiten Hilfe anzunehmen. Den Zugehörigen und Pflegenden ist das Bedürfnis Schmerzen zu lindern oftmals wichtiger als die Selbstbestimmung des Patienten.
Teilweise lehnen Zugehörige auch eine Schmerztherapie ab, weil sie um die Medikamenten ablehnende Haltung des Patienten wissen oder aus Sorge, die Interaktionsfähigkeit könnte eingeschränkt werden. Menschen, die keine Medikamente nehmen wollen, haben dafür vielfältige Gründe und die meisten übernehmen auch die Verantwortung für diese Ablehnung. Wenn ein Patient in dieser Hinsicht entscheidungsfähig ist, müssen die Begleiter dies akzeptieren. Das entbindet

nicht von einer Suche nach den Motiven der Ablehnung. Wenn Missverständnisse oder Unkenntnis über die Wirkung und Nebenwirkung die Ursache sind keine Medikamente einnehmen zu wollen, ist eine ehrliche Aufklärung hilfreich. Manchmal sind es spirituelle Gründe weshalb die Schmerzmittel abgelehnt werden. Beispielsweise lehnen manchen Menschen buddhistischen Glaubens eine Therapie ab, die das Bewusstsein verändern könnte.

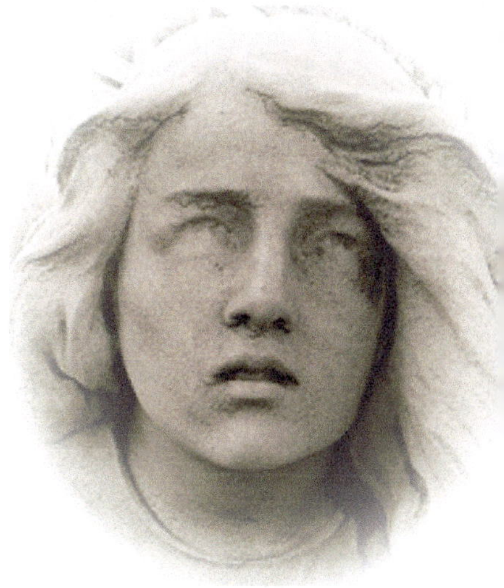

5.4.2 Respiratorische Symptome

Respiratorische Symptome wie Dyspnoe = Atemnot, Husten und Veränderungen des Atemrhythmus sind bei Palliativpatienten häufig und bekommen für Patienten und die Angehörigen in der Finalphase zunehmende Bedeutung. Unter Atemnot leiden etwa
50 % aller Patienten mit einem fortgeschrittenen Tumorleiden,
60 % aller Patienten mit Herzerkrankung,
70 % aller Patienten mit Lungentumoren oder Lungenmetastasen,
80 % aller Patienten mit Tumorleiden in den letzten 24 Stunden,
100 % aller Patienten mit einer COPD. *(Husebø / Klaschik 2009, 281)*

Es gibt eine große Zahl von Ursachen:

- Pulmonale Ursachen: Bronchiale Obstruktion durch Tumore, Metastasen, Pleuraerguss, Pleurakarzinose, Pneumonie, pulmonale Lymphangiosis carcinomatosa, COPD, Lungenödem, Lungenembolie Therapiefolgen (Strahlenfibrose, Lungenresektion)
- Obstruktion der oberen Luftwege: HNO-Tumore, Sekrete, Borken, Blutung
- Kardiale Ursachen: Herzinsuffizienz, obere Einflussstauung, Perikarderguss, Perikardinfiltration
- Abdominelle Raumforderungen: Aszites, Hepatomegalie
- Neuromuskuläre Ursachen: Amyotrophe Lateralsklerose, Muskuläre Schwäche (Tumorkachexie), Phrenikusparese, Recurrensparese
- Psychische Ursachen: Angst, Panik, Wut, Depression
- Andere Ursachen: Fieber, Schmerzen, Anämie

Die palliativmedizinischen Strategien zielen auf eine Abnahme der Atemfrequenz und somit eine Reduktion der Atemarbeit und auf die Beeinflussung der Wahrnehmung der Atemnot ab.

Wirkungen von Morphin bei Dyspnoe:

- Erhöhung der Toleranz gegenüber erhöhten CO_2-Werten
- Reduktion der Atemfrequenz, Erhöhung des Atemzugvolumens mit Ökonomisierung der Atmung
- Dämpfung der emotionalen Reaktion am limbischen System

Das wichtigste Medikament für die Behandlung der Dyspnoe ist Morphin, bei einigen Patienten in Kombination mit Anxiolytika wie Lorazepam®.

Die Veränderungen der Atmung in der letzten Lebensphase sind individuell wie das Leben! Es kann zu einer beschleunigten Atmung kommen, häufig in Kombination mit Hirntumoren oder bei Fieber. Bei diesen Menschen ist das Versterben durch einen plötzlichen Atemstillstand möglich. Manche Menschen haben Atempausen ohne festen Rhythmus, andere zeigen eine Cheyne-Stokes-Atmung oder eine Schnappatmung. Eine terminale Rasselatmung ist die geräuschvolle Atmung in den letzten Lebensstunden. Aufgrund zunehmender Schwäche oder Bewusstseinsveränderungen wird es schwierig das Sekret abzuhusten oder zu schlucken. Es kommt durch den Speichel im Rachen zu einem rasselnden Geräusch. Diese ist selten mit dem Erleben von Atemnot des betroffenen Menschen verbunden – sie wirken meist entspannt. Jedoch leiden die Begleiter meist sehr unter dem Geräusch, da für sie der Eindruck von Atemnot entsteht.

All diese Symptome können auftreten, sich verändern oder wieder verschwinden.

Atemnot bei schwerkranken und sterbenden Menschen kann chronisch oder akut auftreten, sie kann in Ruhe dauerhaft vorhanden sein oder auch nur bei körperlicher oder psychischer Belastung.

Atemnot ist immer ein subjektives Gefühl nicht genügend Luft zu bekommen und dieses subjektive Erleben entzieht es sich jeder Messbarkeit oder Beurteilung von außen.

Atemnot wird mehr als jedes andere Symptom mit dem Sterben und dem nahen Tod assoziiert und ist der häufigste Grund für Krankenhauseinweisungen in der Terminalphase.

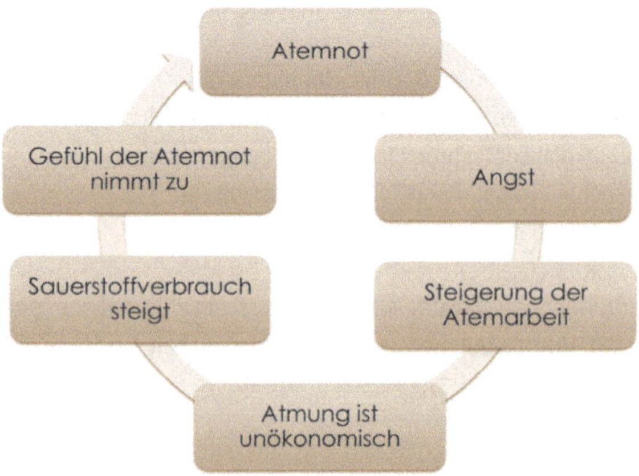

Abb. 9:
circulus vitiosus: Atemnot – Angst

Atemnot löst Angst aus, Panikreaktionen bis zum unmittelbaren Erleben von Todesangst. Es entsteht ein circulus vitiosus ein Teufelskreis in dem sich Angst und Atemnot gegenseitig verstärken. Dieser Teufelskreis bezieht auch die Begleiter mit ein und es fällt nicht immer leicht, eine professionelle Ruhe und Sicherheit zu vermitteln.

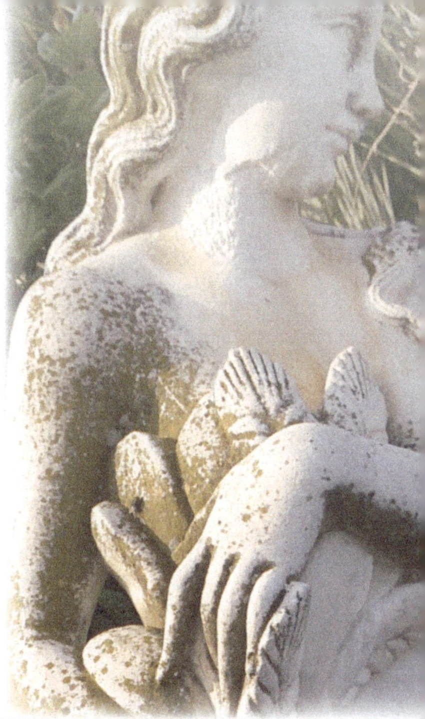

Leben erhalten und Entwicklung erfahren

Atemnot bedeutet das Erleben von Todesangst und bei akuter Erstickungsgefahr hat „Leben erhalten" oberste Priorität. Für alle Menschen ist die Vorstellung von einem guten Sterben die, ohne Atemnot oder Schmerzen zu sterben. Bei vielen Erkrankungen ist die Funktion der Lunge massiv beeinträchtigt, sodass der Körper unzureichend mit Sauerstoff versorgt wird. Dies kann mit potenten Medikamenten subjektiv zu einer allmählichen Anpassung führen. (→ 5.4.2) Der Teufelskreis von Atemnot und Angst kann durchbrochen werden und so wird es möglich die Lebensqualität zu verbessern.

Für das Auftreten von Belastungsdyspnoe muss eine Bedarfsmedikation (Opiat in kurzwirksamer Form) angeordnet und verfügbar sein. Bei chronischer Atemnot sollte eine Basismedikation (Opiat in retardierter Form) und eine kurzwirksame Bedarfsmedikation angeordnet und eingenommen werden. In der Sterbephase, wenn das Schlucken von Medikamenten erschwert oder nicht möglich ist stehen diese Medikamente zur subkutanen Applikation zur Verfügung. Des Weiteren sollte in jedem Fall auch ein Medikament vor Ort sein welches den Teufelskreis Atemnot – Angst durchbrechen kann. Als schnellwirksames Medikament steht auch bei fehlender Schluckfähigkeit Lorazepam als Zungenplättchen (Medikament Tavor expidet®) zur Verfügung.

Das eigene Leben spüren

Atmen ist einerseits ein unbewusster Vorgang und wird unmittelbar mit Lebendigkeit assoziiert. Die Wahrnehmung des Atmens bedeutet das Leben zu spüren und zu erleben. Wenn Atemprobleme auftreten wird die Verletzlichkeit des Lebens spürbar. Die bewusste Wahrnehmung der eigenen Atmung, des Rhythmus der Atmung kann viel Bewusstheit und Ruhe vermitteln. Einige Meditationsmethoden nutzen diese beruhigende Wirkung. Für Menschen, die unter Atemproblemen leiden, kann eine somatisch spürbare Begleitung der Atmung diese Wahrnehmung fördern. Die Atemstimulierende Einreibung fördert die Wahrnehmung und Rhythmisierung in einer begleitenden Berührung.

Atemstimulierende Einreibung (ASE)

Die Atemstimulierende Einreibung ist eine rhythmische, mit unterschiedlichem Händedruck arbeitende Einreibung am Rücken. Es entsteht eine nonverbale Interaktion indem sich die Atemrhythmen von Patient und Pflegeperson synchronisieren. Dabei entsteht eine tiefe Wahrnehmung, die Entspannung und Sicherheit vermitteln kann. Wird die ASE mit einem leichten Druck ausgeführt stellt sie ein begleitendes Angebot dar. Wird der Druck verstärkt steigt auch der rhythmisierende Charakter.
Als komplementäre Unterstützung kann die ASE in der palliativen Symptomkontrolle bei Schmerzen, Atemnot (in Atemnotkrisen nicht als Akutmaßnahme), Schlafstörung, Angst, Unruhe, Orientierungsstörung, Depression und bei terminaler Agitation angeboten werden.

Eine ASE:

- ist Kommunikation und Interaktion ohne Worte
- fördert den Beziehungsaufbau
- reduziert Stress und entspannt
- vermittelt Orientierung
- rhythmisiert die Atmung
- fördert die Körperwahrnehmung und die Wahrnehmung der Atmung

Das Angebot der ASE ist zu überdenken:

- bei einer akuten Atemnotkrise ist in jedem Fall eine Bedarfsmedikation notwendig. Menschen, die mit der ASE vertraut sind nehmen diese häufig gerne als Unterstützung an und erleben eine beruhigende Linderung.
- bei Menschen mit starker Körperbehaarung möglichst viel Creme oder Öl verwenden, damit sich die Haare nicht schmerzhaft aufzwirbeln
- Thoraxtrauma, Rippenfrakturen, Metastasen oder Schmerzen im Bereich des Thorax

Für eine ASE wird benötigt:

- Eigens, vertrautes Körperöl (notfalls Körperlotion) des Bewohners
- Möglichst warme Hände
- Eine stabile und sichere Sitzposition (Füße auf dem Boden, Tisch oder Sessel zum Abstützten der Arme oder ein Kissen auf den Oberschenkeln) und eine ausreichende Sitzstabilität
- ODER eine entspannte Seitenlage (135° ist besser als 90°) möglichst so bequem, dass der Bewohner auch bei der ASE einschlafen kann.
- Wenig Worte – bei der ASE sprechen die Hände

Es gibt keine Aufforderung in einer bestimmten Art und Weise zu atmen! Die Einreibung erfolgt in einer deutlichen Berührung mit geschlossenen, flächig aufliegenden Händen, der Körperkontakt wird während der Anwendung nicht mehr unterbrochen.
Die Kontaktaufnahme durch die Hände beginnt am oberen Rücken. Die Hände streichen langsam in einer Bahn parallel zur Wirbelsäule abwärts. Am Becken angekommen werden die Hände *nacheinander* vom Körper gelöst und wieder nach oben geführt. Diese Ausstreichung dient als Annäherung

und zum Verteilen des Körperöls gleichzeitig wird die Länge des Rückens verdeutlicht.

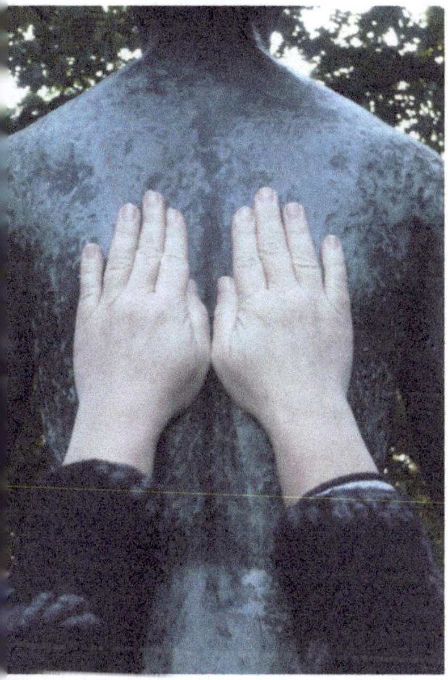

Abb. 10: Position 1
Die ASE beginnt mit einer Ausatmung. Dabei streichen die geschlossenen Hände mit angemessenen Druck rechts und links parallel entlang der Wirbelsäule einige Zentimeter nach unten.

Abb. 11: Position 2
Dann drehen die Hände leicht nach außen und streichen lateral dem Rippenverlauf entlang. Den stärksten Druck üben Daumen und Zeigefinger parallel zur Wirbelsäule aus.

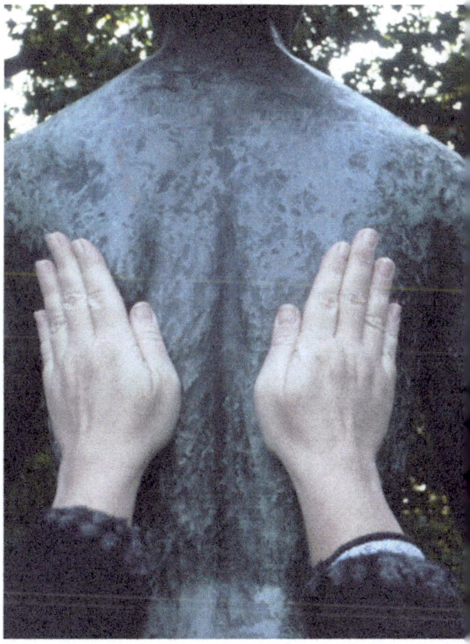

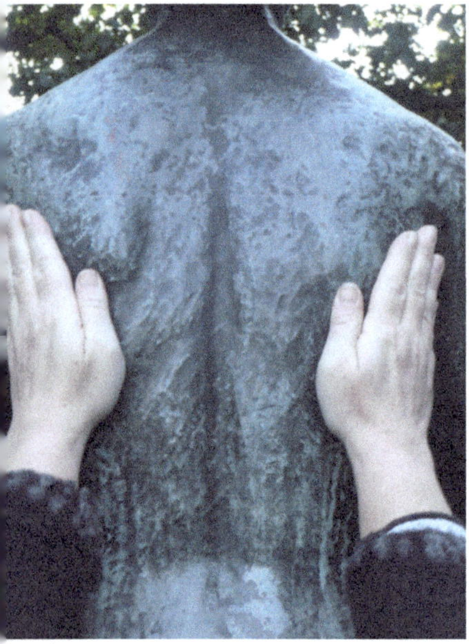

Abb. 12: Position 3

Bei der Einatmung streichen sie mit sanfterem Druck in einer kreisförmigen Bewegung zurück zur Wirbelsäule. Den stärksten Druck üben die Außenkanten der Hände aus. Während des Hochstreichens an den Flanken wird durch den leicht nach oben gerichteten Druck ein Impuls zur Inspiration durch das Heben des Brustkorbs und der Rippen geben.

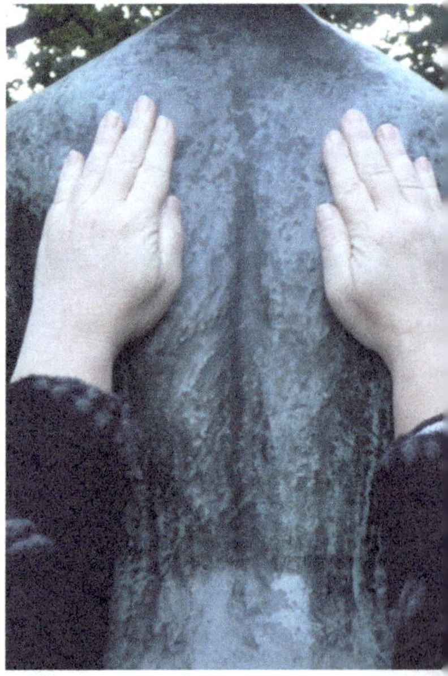

Abb. 13: Position 4

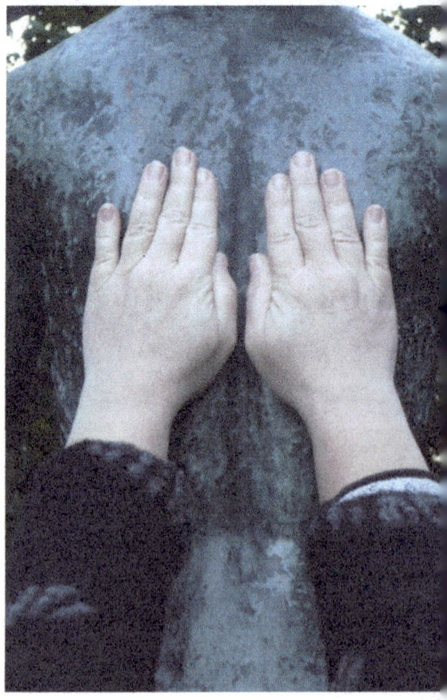

Abb. 14: Position 5

Die Einatmung endet wenn die Hände wieder parallel zur Wirbelsäule etwas unterhalb des Ausgangspunkts wieder angekommen sind.

Hier beginnt die Ausatmung mit der Streichung wie in Abbildung 10.

Die so entstehende kreisende Bewegung wird je nach Rückenlänge 4–7 Mal wiederholt. Danach werden die Hände ***nacheinander – ohne den Körperkontakt zu unterbrechen*** *– wieder nach oben am Nacken rechts und links der Wirbelsäule angelegt – in dieser Zeit atmet der Patient ohne Begleitung ein. Die Einreibung beginnt erneut mit der nächsten Ausatmung. Die Einreibung soll dem physiologischen Verhältnis von Einatmung zur Ausatmung (1 : 2) entsprechen.*

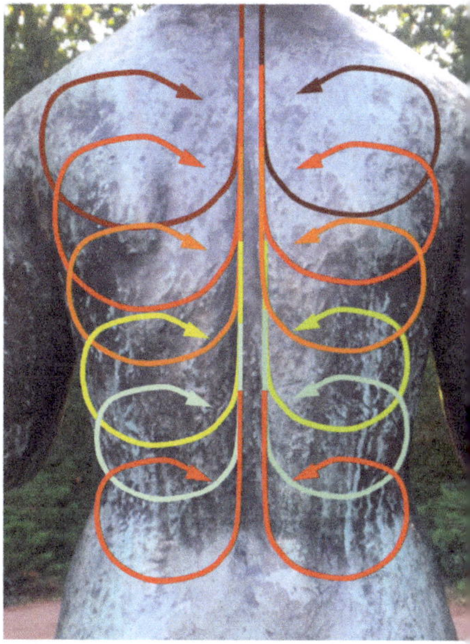

Abb. 15: ASE – Richtung der Einreibung

Die ASE orientiert sich am Atemrhythmus des Patienten. Da diese jedoch oft nicht gleich spürbar ist, beginnt die Pflegeperson in ihrem eigenen Atemrhythmus und wird bald feststellen, dass sie und der Patient synchron atmen.
Die Pflegeperson gibt also ihren Atemrhythmus vor, durch die eindeutigen Impulse der ASE nimmt der Patient diesen Rhythmus auf und beide Atemrhythmen synchronisieren sich.
Den Abschluss der ASE bildet eine deutliche Ausstreichung des Rückens von oben nach unten, die Hände verweilen mit einem deutlichen Druck in der Flanke oder an den Schultern.

Die ASE ist ein kommunikativer Prozess, der Nähe vermittelt. Daher ist der direkte Hautkontakt ein wichtiger Bestandteil. Das heißt, eine ASE ist prinzipiell ohne Handschuhe durchzuführen.
Wenn dies zum Dogma wird, geht ein wesentlicher Teil der Basalen Stimulation verloren – die Selbstfürsorge der Pflegenden. Fühlt sich eine Pflegeperson bei der Berührung eines Patienten unwohl oder werden multiresistente Keime diagnostiziert, sollte auch eine ASE angeboten werden können. In diesen Fällen kann die Einreibung auch mit Handschuhen erfolgen.
Die ASE ist auch ohne den direkten Hautkontakt möglich z. B. über einem Hemd oder einer Decke. So kann sie *auch* angeboten werden ohne den Menschen zu entkleiden.

Jeder Pflegende muss immer individuell neu entscheiden wie viel Nähe ***für beide Seiten*** *angenehm ist. (Walper 2012, 187 ff)*

Sicherheit erleben und Vertrauen aufbauen

Im palliativen Kontext und bei sterbenden Menschen stellt akute Atemnot eine palliative Akutsituation dar. Diese sollte antizipativ mit dem Behandlungswunsch des Patienten besprochen und dokumentiert sein. Ein wichtiges Prinzip ist es, mit den Patienten in guten und symptomarmen Zeiten zu vereinbaren, welche Behandlung sie im Fall einer akuten Atemnotkrise wünschen. Auf diese Weise können alle

beteiligten Personen Sicherheit erleben und sind auf mögliche Panikreaktionen vorbereitet. Wenn die Vorgehensweise für alle Beteiligten transparent ist, können Notarzteinsatz und ungewollte Krankenhauseinweisung am Lebensende vermieden werden.
Die „Notfallmedikamente" sind vorhanden und die Pflegenden ggf. auch die Zugehörigen können diese verabreichen.
Durch dieses Vorgehen ist es bei einer vorhersehbaren Atemnotkrise für alle Beteiligten, Patient, Zugehörige und Pflegende möglich, Sicherheit zu erleben.
Menschen, die angsteinflößende Vorstellungen eines qualvollen Erstickungstodes vor Augen haben, brauchen eine empathische und wahrhaftige Aufklärung. Patienten, die an der neurodegenerativen Erkrankung Amyotrophe Lateralsklerose leiden, wird diese Angst leider oft durch Medien und manchmal auch durch Fachpersonen verstärkt. Richtig ist, dass die meisten Patienten mit ALS im Schlaf an einer sogenannten Kohlendioxyd Narkose versterben. Das „Ersticken" spielt sich auf zellulärer Ebene ab! Die Patienten schlafen friedlich ein, eine ausreichende medikamentöse Symptomkontrolle in der palliativen Phase ist aber Voraussetzung.
Die Möglichkeit der palliativen Sedierungstherapie gibt ebenfalls vielen Menschen Sicherheit.

Den eigenen Rhythmus

Viele sterbende Menschen entwickeln in der letzten Lebensphase einen veränderten Atemrhythmus, der nicht immer mit subjektiv erlebter Atemnot einhergeht. Infolge verschiedener Vorgänge im Körper sterbender Menschen können sich unterschiedliche und wechselnde Atemmuster zeigen:

- Beschleunigte flache oder auch tiefe Atmung
- Verlangsamte tiefe Atmung
- Periodisches An- und Abschwellen der Atemtiefe (Cheyne-Stokes-Atmung)
- Geräuschvolle terminale Rasselatmung
- Atmung mit Entlastungsstöhnen
- Atempausen
- Atemgeräusche
- ...

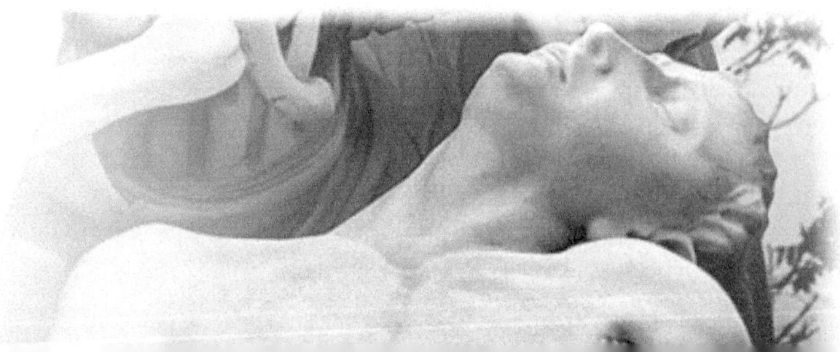

Die genannten Rhythmusveränderungen sind für den Patienten selbst, vorausgesetzt eine subjektiv erlebte Atemnot ist ausgeschlossen, oft wenig belastend. Für die Zugehörigen jedoch können diese Veränderungen sehr beunruhigend und belastend sein. Für die Zugehörigen bedeutet es den eigenen Rhythmus nicht verlieren und den fremden, vielleicht unruhigen Rhythmus des Sterbenden hinnehmen zu können. Wenn die Zugehörigen frühzeitig, das bedeutet bevor diese Symptome auftreten, informiert und ihnen die zu erwarteten Veränderungen erklärt werden, sind sie vorbereitet und es ermöglicht ihnen den Abschied ohne zusätzliche Beunruhigung zu gestalten. Rhythmusveränderungen in Form langer Atempausen sind jedoch immer eine Erfahrung, die alle Beteiligten an ihre Grenzen bringen kann. Das Ziel „Beziehung aufnehmen und Begegnung gestalten" bedeutet dann, mit den Zugehörigen einen guten Abschied zu gestalten.

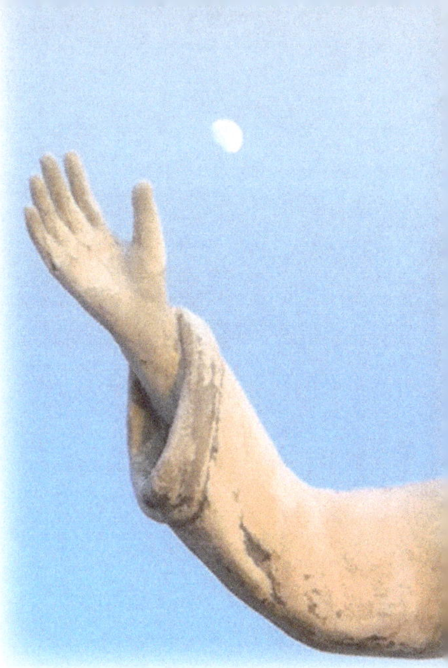

Die Außenwelt erfahren

Menschen in der letzten Lebensphase ziehen sich aus diesem Leben zurück und sind für die Außenwelt oft reduziert ansprechbar. Für Menschen, die an Atemnot leiden, hat Frischluft eine hohe Bedeutung. Auch fällt vielen das Atmen bei kühleren Temperaturen leichter, wobei aber für Asthmatiker die Gefahr eines Bronchospasmus größer ist.

Weitere Angebote die Außenwelt zu erfahren, ist das Angebot von Duftstoffen. Vertraute Düfte, mit denen dieser Mensch eine gute Assoziation hat, die in diesen Momenten beruhigen können. Ohne eine Kenntnis über die persönlichen Vorlieben, ggf. auch Unverträglichkeiten, sollten in dieser Lebensphase keine Duftangebote experimentell zur Anwendung kommen.

Beziehung aufnehmen und Begegnungen gestalten

Das wichtigste Thema in der letzten Lebensphase ist die Gestaltung des Abschiedes. Wenn jemand unter Atemnot leidet ist es schwierig, sich auf eine Abschiedsbegegnung einzulassen. Erst müssen alle medikamentösen Möglichkeiten ergriffen werden um die Atemnot selbst und damit auch den Teufelskreis aus Atemnot und Angst zu minimieren. Da auch die Zugehörigen von diesem Teufelskreis betroffen sind liegt ein Schwerpunkt pflegerischer Begleitung darin, Wege und Angebote für eine angstfreie Begegnung zu schaffen. Manchmal ist die Atmung eine der wenigen verbleibenden Äußerungsformen für ster-

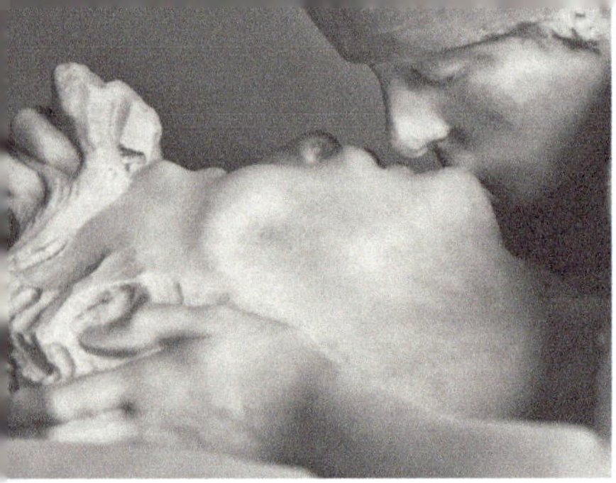

bende Menschen. Den Atemrhythmus aufnehmen, gemeinsam atmen, Entlastungsstöhnen zu beantworten und die Atmung begleiten um in Kontakt zu sein sind Wege der Begegnung für die sterbenden Menschen und ihre Zugehörigen.

Ein Bewohner leidet unter starker Atemnot. Trotz medikamentöser Therapie ist er auch schlafend motorisch unruhig, wirkt angstvoll und stöhnt bei jedem Atemzug. Seine Familie ist anwesend und auch körperlich nah und zugewandt.
Nach einer Anleitung können sie die Wahrnehmung seiner Atmung verbessern indem eine Hand auf dem Thorax synchron zu seiner Atmung leichten Druck zur Ausatmung und spürbar Raum zur Einatmung gibt. Durch diese Art von Kontaktatmen wird die Wahrnehmung des eigenen Atemrhythmus gefördert und sowohl der Patient als auch seine Zugehörigen erleben eine Beruhigung und eine Begegnung auf der Basis des Atemrhythmus.

Wenn diese *Kontaktatemübung* zu nah erscheint, kann die Atmung auch am Oberarm oder an der Hand begleitet werden.

5.4.3 Angst – Unruhe – Agitation – Verwirrtheit – Delir

Unruhe in der letzten Lebensphase tritt häufig kombiniert mit oder als Folge von Wahrnehmungs- und Bewusstseinsstörungen auf. Die Wahrnehmung ist immer subjektiv und sichtbar für andere sind nur die Auswirkungen und der Orientierungsverlust.
Dazu kommt häufig die Unfähigkeit, Störungen und Bedürfnisse konkret zu äußern. Mögliche Folgen sind Angst und Verunsicherung. Angst ist für Menschen ein lebenslanger Begleiter, lediglich das Objekt der Angst und der Umgang mit der Angst differieren individuell und situativ.
In einer palliativen Situation existiert Angst sehr real in verschiedenen Ausprägungen, sie fördert die psychische und motorische Unruhe ist sowohl als Folge als auch als isolierte Emotion im palliativen Kontext in unterschiedlicher Ausprägung nahezu immer gegenwärtig. Die Ausdrucksformen der Angst reichen von nervöser Anspannung bis hin zu ausgeprägten Panikattacken und der betroffene Mensch verliert dadurch sein Selbstbewusstsein, seine Souveränität, seine personale Integrität.

Körperliche Reaktionen werden vom vegetativen Nervensystem gesteuert und beeinflussen die vorhandenen Krankheitssymptome negativ. Unruhe, psychische Getriebenheit und Agitation ist eine sichtbare Ausdrucksform.

Angst kann medikamentös gelindert werden – die Auslöser jedoch, das was den Menschen umtreibt bleibt vorhanden. Auch die Pflege und die Basale Stimulation® können diese weder nehmen noch behandeln. Es bleibt nur die Begleitung der Angst, Orientierung geben und Vertrautes zu reaktivieren.

Unruhe in der Terminalphase ist ein komplexes Geschehen und es macht eine multiprofessionelle Begleitung auf jeder Ebene des Menschseins notwendig. Unruhe ist nicht immer befriedigend behandelbar.

Verwirrtheit tritt meist als delirantes Syndrom auf, welches viele behandelbare Ursachen hat. *(Bausewein 2010, 335ff)*

Ein Delir beginnt akut und zeigt vielfältige Störungen:

- Bewusstsein, Aufmerksamkeit, Kognition, Wahrnehmung, Kurzzeitgedächtnis, Orientierung, Psychomotorik (hyperaktiv – hypoaktiv), Schlaf-Wach-Rhythmus, Affektlabilität.

Die Ursachen können bedingt sein durch Tumore, Metastasen, Infektionen, Medikamente (z. B. Cortison, Opiate ...) Urämie, Therapienebenwirkungen, Hypoxämie, Exsikkose. Aber auch Schmerzen, Obstipation oder ein Harnverhalt können einen deliranten Zustand auslösen. Eine Verwirrtheit aufgrund einer demenziellen Erkrankung ist ein chronischer Verlauf mit normaler Vigilanz und selten vorkommenden Halluzinationen.

In jedem Fall sollen behandelbare Ursachen therapiert werden um eine gute Lebensqualität für den Bewohner und die Zugehörigen zu gewährleisten.

Die Basale Stimulation® bietet Pflegenden, dem therapeutischen Team und den Zugehörigen der betroffenen Menschen kreative Möglichkeiten der Begleitung.

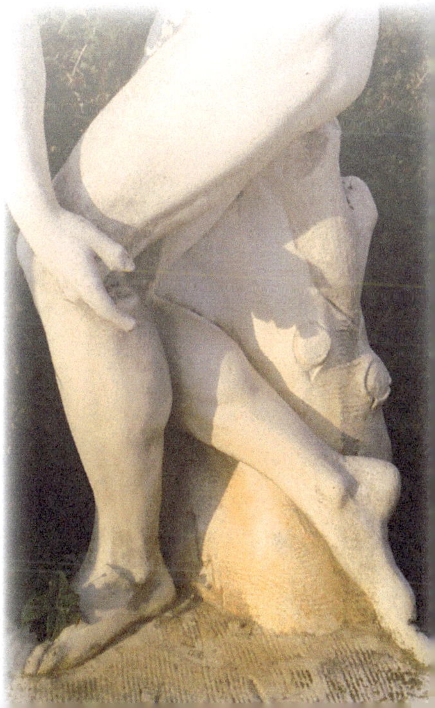

Leben erhalten und Entwicklung erfahren

Angst am Lebensende ist für den betroffenen Menschen und seine Zugehörigen ein Gefühl welches nicht immer befriedigend bearbeitet werden kann. Angst kann nicht genommen oder behandelt werden, Angst kann aber geteilt und begleitet werden. Dies benötigt eine zugewandte Kommunikation und eine vertrauensvolle Begegnung um eige-

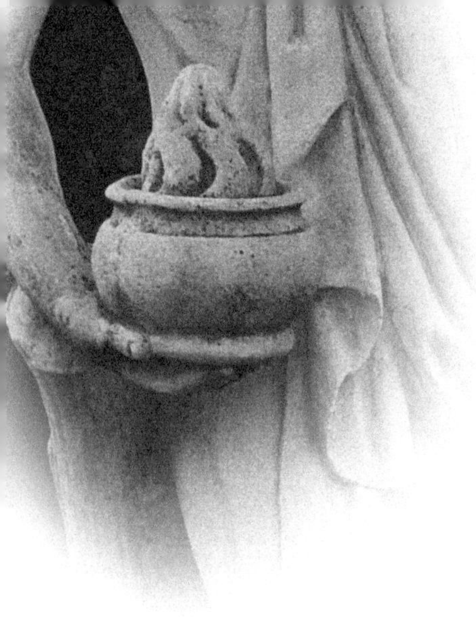

ne Strategien zur Angstbewältigung zu entwickeln. Leben erhalten bedeutet hier Lebensqualität zu erhalten.
Wenn die Möglichkeiten der verbalen Kommunikation erschöpft sind, gewinnt die Sprache der Hände und die Berührung an Bedeutung. Die tägliche Körperpflege ist eine Möglichkeit um mit einer beruhigenden Waschung Entspannung anzubieten. Durch dieses Angebot zur Körperwahrnehmung mit einer somatischen Spürinformation mit einer kommunikativen Berührungsqualität ist es möglich einen angespannten Muskeltonus zu entspannen und Stress und Angst zu reduzieren. Das Hauptziel ist nicht die Körperhygiene sondern Körperwahrnehmung und Körperorientierung.

Beruhigende Waschung

Bei jeder Körperwaschung gelten die Richtlinien für eine gute Berührungsqualität: klare eigene Intention, deutlicher konstanter Druck, rhythmisch, langsam, in langen Bahnen in eine Richtung streichend und die Körperform umschließend. Diese erfolgt bei einer Waschung durch die Benutzung von zwei Waschlappen, die eine großflächige und damit eindeutige Spürinformation vermitteln. Mit beiden Händen zu waschen macht es möglich, den einmal aufgenommenen Körperkontakt zu halten, in dem die Hände immer nacheinander umgreifen und so Sicherheit vermitteln. Ein sanfter klarer Druck kann begleitend und beruhigend wirken, ein fester deutlicher Druck wird eher als fordernd und anregend empfunden. Die verbale Kommunikation wird deutlich reduziert, um einer Interaktion über die Hände ausreichend Aufmerksamkeit zu geben. Nach der Ganzkörperwaschung (GKW) kann eine in der gleichen Art und Weise durchgeführte Hautpflege die Wirkung auf Orientierung und Sicherheitserleben verstärken.

Die beruhigende Waschung der Basalen Stimulation ist sinnvoll bei:

- Angst und Unruhe aufgrund von Schmerzen
- Atemnot
- Verwirrtheit
- Übelkeit und Erbrechen
- Schlafstörungen
- Demenzielle Erkrankung
- Quantitative Bewusstseinsstörung
- Bei physischer oder psychischer Anspannung
- Menschen in der Terminalphase
- Terminale Agitiertheit

Es werden zwei weiche ausgewrungene Waschlappen, warmes Wasser und wenn möglich ein eigener, vertrauter Waschzusatz benutzt.

Vorgehen und Reihenfolge in Stichworten:

- Ansprache und Ankündigung verbal und mit Initialberührung
- die Wassertemperatur mit den Händen ertasten lassen und so auch nonverbal durch Erspüren der geplanten Pflegemaßnahme Sinn und Bedeutung vermitteln
- die Waschrichtung folgt der Haarwuchsrichtung

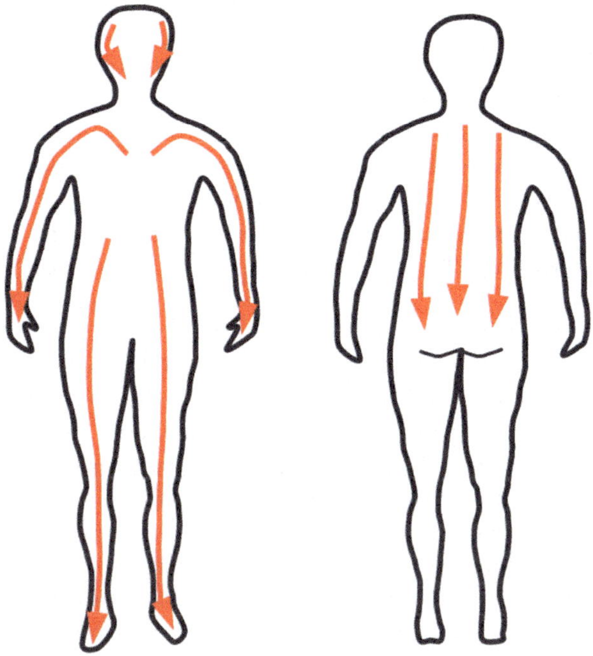

Abb. 16: Waschrichtung bei einer beruhigenden GKW

- beginnend an der Schulter, mit zwei Waschlappen in einer umfassenden, langsamen Streichung bis zu den Fingerspitzen, Hände der Pflegeperson nacheinander (nicht am Körper) wieder zur Schulter führen
- bei einer Streichung können auch die Finger einzeln ausgestrichen werden
- das Abtrocknen erfolgt in der gleichen Weise, wenn möglich auch mit zwei Waschlappen
- Körpersymmetrie herstellen indem die beiden Arme nacheinander gewaschen werden

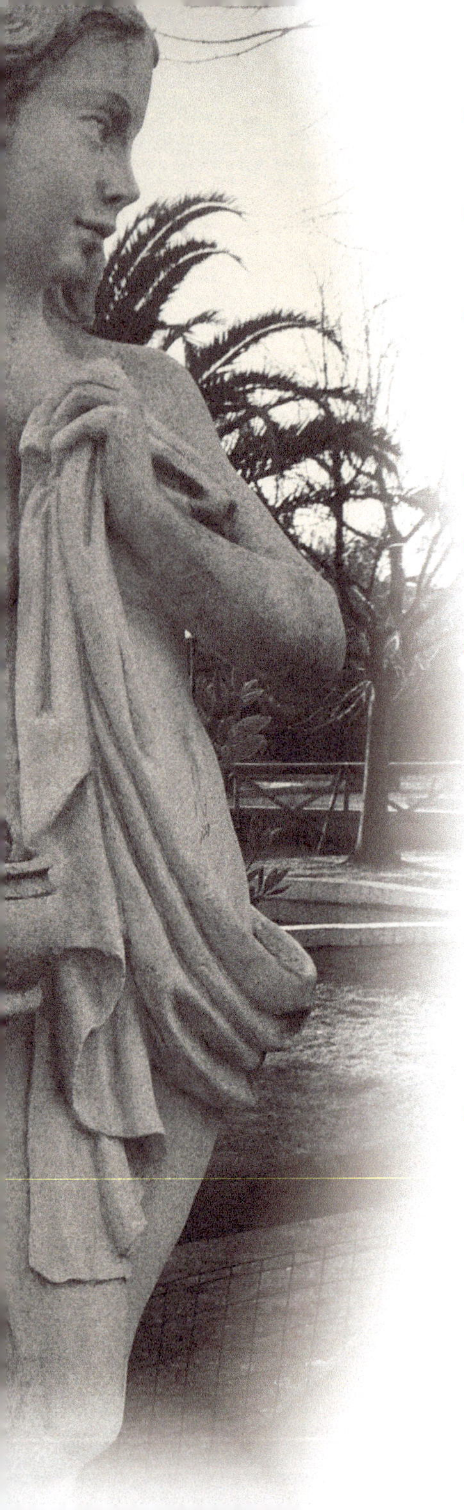

- Körperstamm vom Brustkorb mit zwei Waschlappen in einer langsamen Streichung bis zum Unterbauch, die Hände der Pflegenden nacheinander wieder zum oberen Brustkorb führen
- die untere Extremität beginnend an der Hüfte, mit zwei Waschlappen in einer umfassenden, langsamen Streichung bis zu den Zehen, Hände nacheinander wieder zur Hüfte führen
- Variation: mit dem Gedanken, dass die Körperwahrnehmung bei Habituation im Körperzentrum am längsten präsent ist, kann die Waschung der Beine am unteren Brustkorb beginnen und in einer Streichung bis zu den Zehen erfolgen (Intimbereich über die Außenseite der Hüfte „umstreichen")
- der Rücken wird in Seitenlage oder im Sitzen von Hals und Schultern in Richtung Steißbein gewaschen
- das Gesicht stellt eine sehr persönliche Zone dar, hier kann die Waschung auch streichend von der Stirn zum Hals erfolgen oder als geführte Waschung zu einem für den Patienten stimmigen Zeitpunkt
- die Intimzonen sind situativ zu waschen; die beruhigende Wirkung dieses Angebotes soll nicht durch den Eingriff in die Intimzone gestört werden:
  - vor einer beruhigenden Waschung, wenn sich der Patient „sauber" fühlt, kann er sich besser entspannen – diese Möglichkeit bietet sich besonders in der ambulanten Pflege an.
  - zeitversetzt z. B. bei einem späteren Lagewechsel, wenn Abführmaßnahmen geplant sind oder der Rhythmus des Patienten hinsichtlich des Abführens bekannt ist und eine spätere Intimpflege nötig wird.
  - wenn es während der Waschung notwendig wird, kann durch einen Materialwechsel mit Einmalwaschlappen und das Anziehen von Handschuhen eine sachliche Distanz geschaffen werden. Anschließend kann eine beruhigende Hautpflege oder eine Ausstreichung einen guten Abschluss bilden.
- Der Möglichkeit, dass ein Bewohner bei einer beruhigenden Waschung entspannt einschläft können wir im stationären Hospiz damit begegnen, indem wir ihn in der Entspannung einfach nur zudecken und später ankleiden. Sinnvoll ist es dann, die Zugehörigen darüber zu informieren bevor sie das Zimmer betreten damit sie nicht irritiert sind warum ihr Zugehöriger ohne Kleidung im Bett liegt.

Beruhigende Teilwaschung

Die Unterstützung bei der Körperpflege am Waschbecken folgt den eigenen Aktivitäten und Impulsen des Patienten, hier ist keine Regel anwendbar. Menschen, die sehr auf ihre Autonomie bedacht sind, werden mit der zunehmenden Begrenzung ihrer körperlichen Fähigkeiten manchmal unruhig.

Das bewusst beruhigende Waschen des Rückens in langen und langsamen Bahnen von den Schultern bis zum Gesäß, das Halten des Körperkontakts durch Umsetzen der Hände bewirkt oft nicht nur eine Beruhigung und ein Innehalten, sondern auch das deutliche Aufrichteten eines gebeugten Rückens.

Ein warmes Fußbad kann bei Menschen mit Einschlafproblemen eine sehr entspannende Wirkung entfalten. Dieses Angebot ist am Waschbecken aber auch gut im Bett in Rückenlage möglich. In diesem Fall unterbricht kein anstrengender Transfer die beruhigende Wirkung. Das Wasser soll gut warm sein, die Waschrichtung folgt der Haarwuchsrichtung und anschließend können warme Socken oder eine flauschige Decke die Wärme lange speichern. Bei Menschen mit Restless-Legs-Syndrom oder Polyneuropathie kann ein gezielt eingesetztes beruhigendes Fußbad das Gefühl von Schwere und eindeutiger Körperwahrnehmung fördern. Wegen möglicher Sensibilitätsstörungen ist hier ein besonderes Augenmerk auf die individuelle, als angenehm empfundene Wassertemperatur zu legen. *(Walper 2012, 175)*

Das eigene Leben spüren

Unruhe entsteht oft dann, wenn die Körperorientierung unzureichend ist. Das eigene Leben spüren bedeutet Körperorientierung er-leben. Somatische Angebote zur Wahrnehmung von Körperbild und Körpergefühl, die beruhigend wirken:

- Eine deutliche klare Spürinformation vermittelt z. B. eine körperorientierende Waschung
- Körperumgrenzende Lagerung (Nestlagerung) gibt Orientierung zu den eigenen Körpergrenzen und vermittelt Sicherheit. Umgrenzung an den Füßen wärmende Socken oder eingeschlagenes Kissen kann erdend wirken
- Umgrenzung am Kopf: durch die Hände, Tuch, Mütze, Perücke notfalls ein eingeschlagenes Kissen geben eine spürbare Begrenzung

Ein Patient mit Glioblastom leidet unter massiver körperlicher Unruhe. Er ist desorientiert und Medikamente haben nicht den gewünschten Erfolg. Wenn man seinen Kopf in einer Handschale hält, ihm damit eine Körperwahrnehmung ermöglicht wird er ruhig und schläft entspannt ein. Scheinbar gut „be-hütet" kann er die folgenden Nächte mit einer Mütze ruhig schlafen.

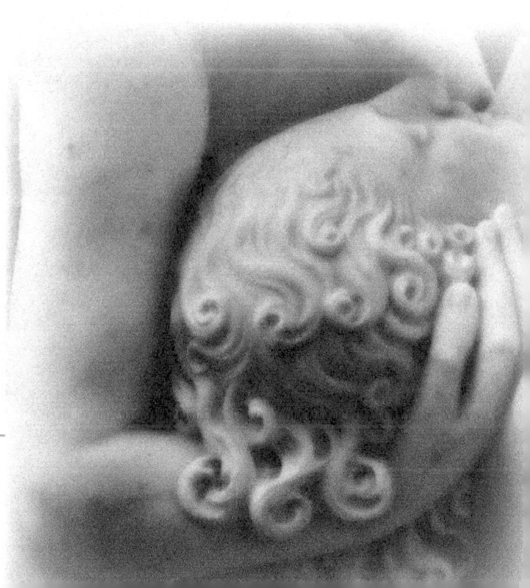

Das eigene Leben spüren, sich orientieren und den eigenen Körper und die Umwelt wahrzunehmen braucht zuerst Körperorientierung. Die Habituation durch längerdauernde, gleichbleibende Position auf einer weichen Unterlage führt zu einem Mangel an Körperwahrnehmung und kann Angst, Unruhe, Verwirrtheit und Orientierungsmangel verursachen. Wechseldruckmatratzen führen durch die dauerhafte Vibration des Motors zu einer vibratorischen Überstimulation mit gleichzeitigem Verlust der Körperorientierung.

Abb. 17: Deckenrolle

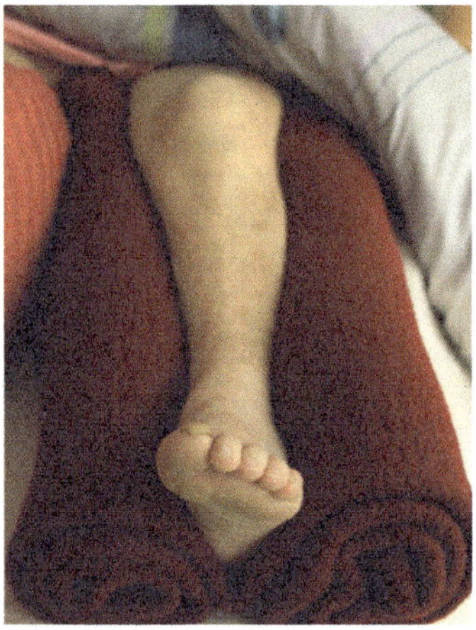

Abb. 18:
Umgrenzende Lagerung des Beins mit einer von 2 Seiten eingerollten Decke

Körperorientierende Lagerung

Körperorientierende Lagerung bedeutet, der Patient hat möglichst am ganzen Körper eine deutliche Spürinformation um seine Körpergrenzen wahrnehmen zu können und sich nicht in der Umgebung zu verlieren. Wenn der Körper wie umrahmt ist – von einer Lagerungsrolle oder einer gerollten Decke – werden die Grenzen des Körpers wahrnehmbar. Dabei darf diese Lagerung auch nicht einengend sein, um autonome Impulse zur Bewegung nicht zu unterdrücken. Die Habituation beginnt an den Füßen und so ist es notwendig besonders das Ende des Körpers, die Fußsohlen gut wahrnehmen zu können. Hier soll ein Widerstand spürbar sein, der den Füßen ihre eigentliche Aufgabe und das Wechselspiel von Belastung und Entlastung verdeutlichen. Ein nach innen eingeschlagenes Kissen („Schiffchen") gibt einen Rahmen, unterstützt die Kniebeugung in einer physiologischen Position und gibt dem Fuß einen bewegungsfreudigen flexiblen Abschluss. Wenn ein strukturiertes Material verwendet wird, ist es auch ein Angebot an die taktile Wahrnehmung.

Abb. 19:
Taktil spürbare Begrenzung für die Füße

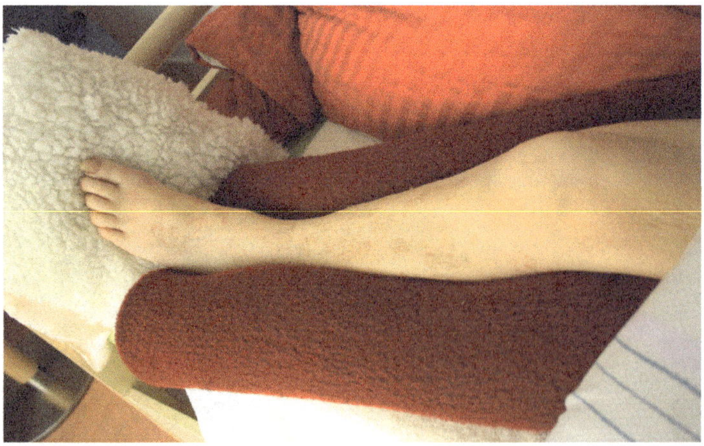

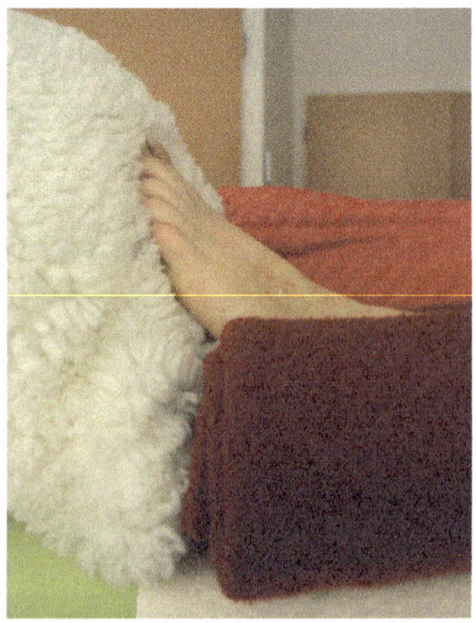

In Verbindung mit einer Lagerungsrolle die den Oberkörper einrahmt und unter dem Oberschekel endet („Nestlagerung") kann der Patient seine Körpergrenzen wahrnehmen.
Patienten mit Atemproblemen erleben bei einer Sicherheit vermittelnden Nestlagerung neben einer beruhigenden und körperorientierenden Wirkung noch zusätzlich eine Atemunterstützung. Dazu kann der Oberkörper zur Atemerleichterung erhöht positioniert werden. Es ist sinnvoll dünnere Lagerungsrollen zu verwenden damit diese nicht einengend wirken. Wenn die Arme auf einer, aus der Decke modellierten Rolle unterstützt werden, ist dies atemerleichternd und kann Ödeme durch Hochlagerung reduzieren.

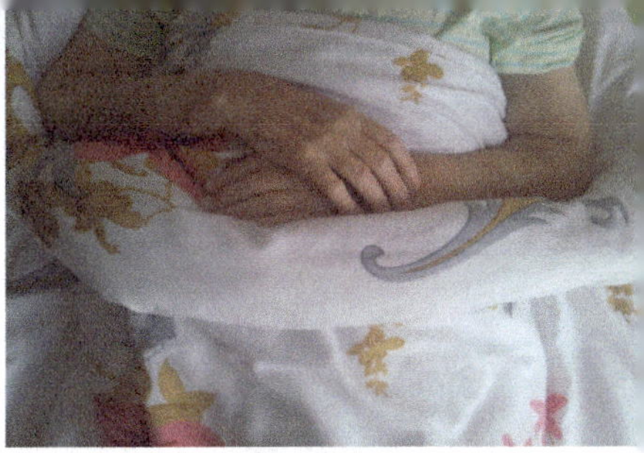

Abb. 20:
Stütze und Umgrenzung des Armes mit einer eingerollten und an modellierter Decke 8

Eine umgrenzende Lagerung macht die Körpergrenzen erfahrbar und vermittelt mit je einer Rolle auf beiden Körperseiten Sicherheit. Sie beginnen an den Schultern und umschließen die Füße damit das Körperende gut spürbar wird.
In einer Seitenlagerung dient die Rolle am Rücken gleichzeitig auch als Stütze. Die vordere Rolle stützt die Arme, viele Patienten halten diese auch gerne fest. Die Beine können ebenfalls bequem und modellierend mit diesen Polstern gelagert werden.

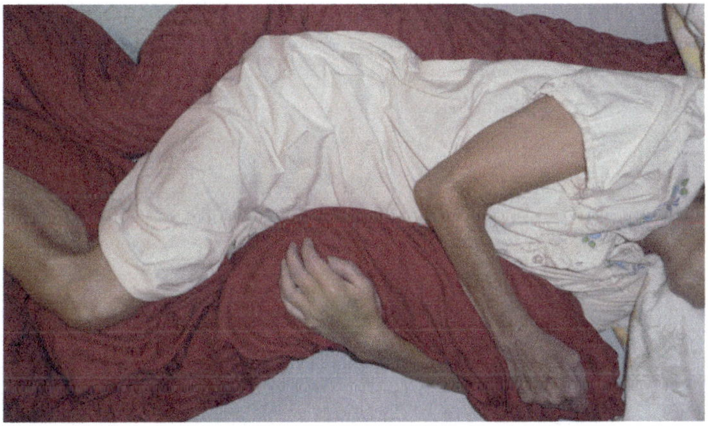

Abb. 21:
Körperumgrenzende Seitenlage

Sicherheit erleben und Vertrauen aufbauen

Angstvolle, verunsicherte Menschen sind in ihrer Fähigkeit zur Interaktion mit der Umwelt oder den Menschen eingeschränkt, das bedeutet, dass Wahrnehmung, Verstehen, Handeln und die Kommunikation verändert sein können.

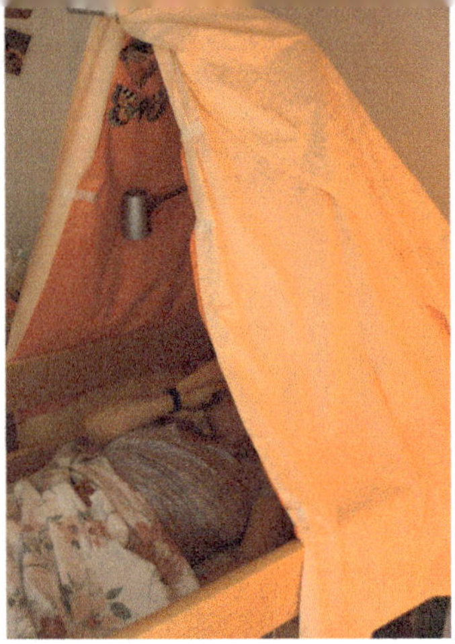

Abb. 22: Nische mit Baldachin

Oft können sie all das, was auf sie einwirkt kaum verarbeiten und brauchen eine Abschirmung, einen sicheren Rückzugsraum. Das kann mit einer Nische in Form eines Baldachins in ruhigen Farben geschehen.

Die Patientin in diesem Beispiel war dauerhaft unruhig und hat mit einem hohen Muskeltonus bis hin zur Spastik bei jedem Kontaktversuch reagiert. In dieser Nische kam sie zur Ruhe, entspannte sich und war nachfolgend zu einer Kontaktaufnahme bereit. Die Innengestaltung haben in diesem Fall die Kinder der Bewohnerin übernommen

Die Außenwelt erfahren

Wenn Orientierungslosigkeit, Angst und Unruhe das aktuelle Erleben bestimmen, sind zuerst die Angebote zur Körperorientierung notwendig. Danach gibt es wieder Freiraum für den Patienten die Außenwelt zu entdecken. Dies soll nicht in Form einer Berieselung mit Außenreizen geschehen sondern es werden gezielte Angebote gemacht, die für diesen Menschen vertraut und erkennbar sind. Orientierungselemente können die eigene Uhr, bekannte und gemochte Musik oder die sinngebenden Rituale sein. Für eine Wahrnehmungsförderung sollen die Angebote für eine überschaubare Zeit und unter aufmerksamer Beobachtung der Reaktion des Bewohners angeboten werden.

Die Arbeit mit Düften setzt eine gute Kenntnis über Vorlieben und Abneigungen voraus. Orientierend können saisonale bekannte Duftnoten sein: Orangenscheiben und Nelken auf der Heizung in der Adventszeit, Weihrauch am Sonntag zur Messe, eigene Pflegeprodukte zur Körperpflege.

In der letzten Lebensphase kann eine *Lavendelkompresse* entspannend und angstlösend wirken, vorausgesetzt es besteht keine Aversion oder Unverträglichkeit gegen Lavendel!

Die Vorbereitung einer Lavendelkompresse ist unkompliziert:

- zwei Wärmflaschen flach mit heißem Wasser füllen
- Butterbrotpapier doppelt so groß wie die Ölkompresse schneiden
- Kompresse (10 × 10 cm) mit Öl-Mischung (10 ml Mandelöl oder Olivenöl mit 10 Tropfen Lavendelöl) beträufeln – in das Butterbrotpapier einschlagen und zusammen mit dem Zwischentuch (Waschlappen) zwischen den zwei Wärmflaschen erwärmen
- Ölkompresse nach einem Temperaturtest (warm, nicht heiß!) auf die Brust legen und mit dem angewärmten Waschlappen bedecken[2]

Diese Lavendelkompresse kann für längere Zeit belassen werden.

Sinn und Bedeutung geben und erfahren

Wenn Verstehen und Handeln behindert ist reagieren Menschen, um sich zu schützen, bei pflegerischer Interaktion mit gezielter oder ungezielter Abwehr.

2 Sonn A., Wickel und Auflagen, modifiziert im Christophorus Hospiz München.

Patienten können sich jedoch häufig an die sinngebende eigene *individuelle Normalität* und *biographische Gewohnheiten* erinnern, wenn diese auf einem nichtsprachlichen Weg, mit anderen Wahrnehmungsebenen vermittelt wird.
Sinn und Bedeutung geben und erfahren heißt verstehen, einordnen können, in einen sinnvollen Zusammenhang bringen.
Basal Stimulierende Pflege macht sinngebende Angebote individueller Normalität.

Manchmal sind es Kleinigkeiten die Unruhe verursachen wie im Beispiel eines Bewohners, der immer nach und bei einer Körperpflege massiv unruhig wird.
Alle beruhigenden Elemente scheinen wirkungslos. Seine Mutter gibt am Telefon in einem Nebensatz den Hinweis, dass ihr Sohn immer wenn er krank ist mit warmem Wasser gewaschen werden soll.
Wir folgern daraus, dass kaltes Waschwasser vielleicht für ihn normal ist und waschen ihn mit kaltem Wasser. Er wird ruhig, hilft teilweise auch aktiv mit, um sich danach sichtlich zu entspannen. Warmes Wasser war für diesen Patienten nicht normal, sondern hatte eine beunruhigende Bedeutung.

Der individuellen Normalität zu folgen bedeutet kreativ zu sein und vorgegebene Standards und geplante Pflegemaßnahmen zu verlassen um diesen Menschen individuell pflegen und begleiten zu können. Dies setzt die Kenntnis seiner Vorlieben und Abneigungen, seiner Gewohnheiten und Rituale voraus. Die Zugehörigen können mit ihrem Wissen als Ressource die Begleitung aktiv gestalten und / oder unterstützten.

5.4.4 Schwäche und Fatique

Glaus definiert Fatique wie folgt:
„Fatigue bei Krebskranken ist ein subjektives Gefühl unüblicher Müdigkeit, das sich auswirkt auf den Körper (physisch), das Gemüt (affektiv) und die mentalen Funktionen (kognitiv), das sich durch Ruhe und Schlaf nur unvollständig oder gar nicht beheben lässt." (Knipping, 2007, 248)

Zur affektiven Müdigkeitsempfindung zählen Motivationsverlust, Traurigkeit, Angst, keinen Kampfgeist und keine Energie zu haben. Als kognitive Müdigkeit werden Konzentrationsstörungen, Probleme beim Denken, einen müden Kopf haben und Schlafprobleme zusammengefasst. Müdigkeitsempfindungen auf physischer Ebene bedeuten eine reduzierte, physische Leistungsfähigkeit, Schwäche, Kraftlosigkeit, unübliches Schlafbedürfnis, Ruhebedürfnis und vermehrtes Müdigkeitsgefühl.

In der letzten Lebensphase ist die zunehmende Schwäche für die betroffenen Menschen und ihre Zugehörigen ein unübersehbares Zeichen, dass sich das Leben dem Ende nähert. Auch wenn in dieser Lebenszeit nicht von dem Fatique Syndrom gesprochen wird, so sind die Beeinträchtigungen der Patienten sehr ähnlich. Der zunehmende Rückzug vom Leben wird sichtbar. Die zunehmende Schwäche ist ein oft beklagtes und zugleich fast jeder Therapie unzugängliches Symptom in der Sterbephase.

Den eigenen Rhythmus entwickeln und das Leben selbst gestalten

Der Rhythmus der für diesen Menschen lebensbestimmend war ändert sich aufgrund der körperlichen, kognitiven und affektiven Fähigkeiten. Dies hat Einfluss auf alle Bereiche des Lebens, den eigenen Atemrhythmus, Anstrengung und Ruhe, Essen und Verdauen, Schlaf-Wach-Rhythmus, ... Manche Menschen benötigen hier eine Unterstützung um diesen, ihren eigenen Rhythmus in dieser Lebensphase zu entwickeln. Bewohner, die selbst schon immer mit einem schnellen Rhythmus leben, agieren oft hektisch und sind im Umgang mit den eigenen Kraftreserven auf ihre Art unökonomisch.

„Ich muss schnell sein beim Waschen, damit ich fertig bin, wenn die Luft und die Kraft aus sind" – dieses Zitat einer Bewohnerin zeigt, dass sie ihre zunehmende Schwäche durch ein schnelleres Tempo zu kompensieren versucht. Das Ergebnis ist eine starke Atemnot und die zunehmende Abneigung zur Körperpflege (die ihr immer sehr wichtig war).

Hier ist es wichtig viel Ruhe und Zeit zu vermitteln, sich als Pflegende nicht von der Hektik mitreißen zu lassen und bewusst mit einem langsameren Rhythmus zu arbeiten. Aber es ist auch notwendig zu wissen, ob es noch etwas Wichtiges zu erledigen gibt um so eine Ausgewogenheit zwischen Aktivitäts- und Ruhezeiten mit gestalten zu können.

Transfer und Mobilisation werden leichter bewältigt wenn die Beine mit *deutlichen Ausstreichungen* bewusst spürbar werden.

Aktive Zeiten können mit einer belebenden Waschung unterstützt werden, damit der Mensch seine wichtigen wachen Zeiten nutzen kann.

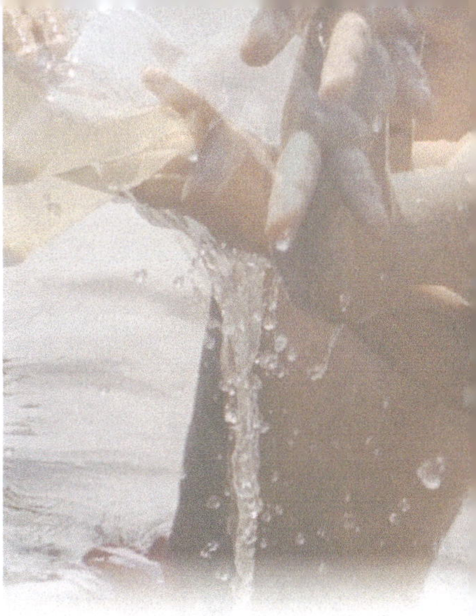

Belebende Waschung

Für die belebende Waschung gibt es keine eindeutigen Indikationen oder Kontraindikationen in der Palliativpflege. Sie kann individuell bei Menschen die ein deutliches Defizit in der Körperwahrnehmung äußern, bei Patienten die an ALS erkrankt sind oder auch bei Patienten mit Querschnittsymptomatik angeboten werden. Eine Anregung ist situativ sinnvoll bei Menschen eine wichtige Aktivität planen und dazu präsent und konzentrationsfähig sein wollen. Menschen die an Fatigue und Schwäche leiden können mit einer belebenden Waschung einen aktivierenden Impuls erhalten. Hier ist jedoch eine sorgsame Abwägung des Patientenwillens notwendig, um keine Überforderung oder falsche Hoffnung zu erzeugen.

Die individuellen und palliativen Ziele der belebenden Waschung sind:

- Verbesserung der Körperorientierung
- Förderung der Körperintegrität
- Vermittlung von Wachheit und Leistungsfähigkeit
- Vorbereitung bei Mobilisation, Transfer
- Unruhezustände reduzieren durch verbesserte Körperwahrnehmung
- Ritualisierte Aktivierung zur individuellen Rhythmusentwicklung

Man verwendet zwei sehr nasse Waschlappen von grober-rauer Struktur. Die Wassertemperatur ist lauwarm bis kühl, wobei hier die individuellen Wünsche des Patienten immer Vorrang haben. Es ist sinnvoll, die eigenen vertrauten Zusätze des Bewohners zu verwenden.

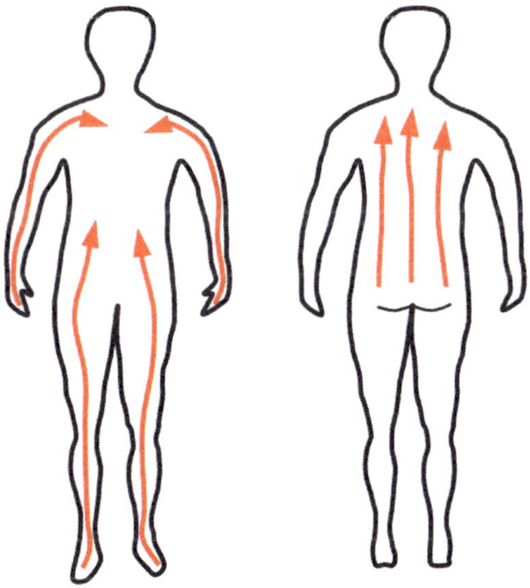

Abb. 23:
Waschrichtung bei einer belebenden GK

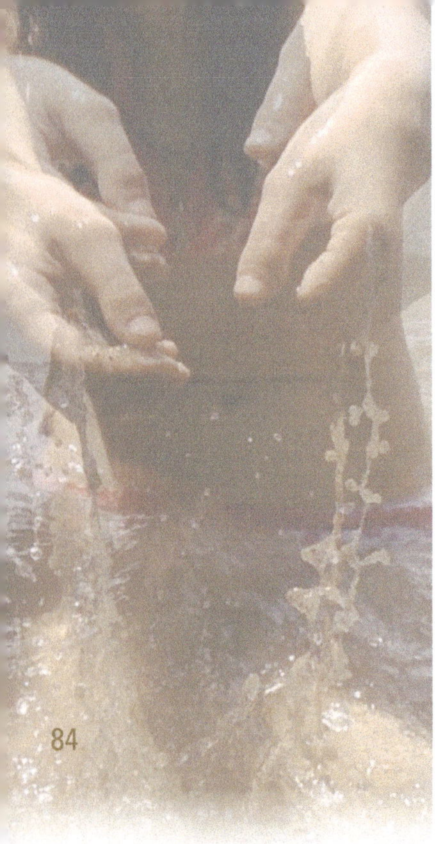

Vorgehen und Reihenfolge in Stichworten:

- Ankündigung verbal und mit Initialberührung
- Wassertemperatur mit den Händen ertasten lassen und so auch nonverbal durch Erspüren der geplanten Pflegemaßnahme Sinn und Bedeutung vermitteln
- Die Waschrichtung ist entgegen der Haarwuchsrichtung
- Beginnend an den Händen, mit zwei Waschlappen in einer umfassenden, langsamen Streichung bis zum oberen Brustkorb, Hände nacheinander (nicht am Körper) wieder zu den Händen führen
- Das Abtrocknen erfolgt in der gleichen Weise
- Die Körpersymmetrie verdeutlichen indem beide Arme nacheinander gewaschen werden
- Körperstamm vom Unterbauch mit zwei Waschlappen in einer langsamen Streichung bis zum Brustkorb, Hände nacheinander wieder zum Unterbauch führen
- Die untere Extremität beginnend an den Zehen, mit zwei Waschlappen in einer umfassenden, langsamen Streichung bis zur Hüfte, Hände nacheinander wieder den Zehen führen
- Variation: die Waschung der Beine an den Zehen beginnen und in einer Streichung bis zum Brustkorb (Intimbereich über die Außenseite der Hüfte „umstreichen")
- Der Rücken wird Seitenlage oder im Sitzen beginnend an der unteren Lendenwirbelsäule in Richtung Hals und Schultern gewaschen
- Das Gesicht kann vom Hals Richtung Stirn beidseitig gewaschen werden oder als geführte Waschung zu einem für den Patienten stimmigen Zeitpunkt
- Die Intimzonen sind situativ zu waschen entweder zu einem anderen Zeitpunkt, oder in die Waschung integriert und vielleicht können die jetzt schon aktivierten Patienten diese Bereiche selbst waschen

5.4.5 Selbstbestimmung – Das Leben und den Abschied gestalten

Eine der wichtigsten Aufgaben der palliativ Pflegenden ist es den Abschied des sterbenden Menschen gemeinsam mit den Zugehörigen zu gestalten.

Hier treten alle professionellen Handlungen in den Hintergrund und wir Pflegenden spielen eine Nebenrolle – die Hauptrolle spielen der Bewohner und seine Zugehörigen. Sie führen Regie und es geht um ihren individuellen Abschied. Diesen in ihrer ganz eigenen Art und Weise zu gestalten hat Priorität und steht hinter allen pflege- und therapierelevanten Bedürfnissen.

> *„Was sich in den letzten Lebensstunden des sterbenden Menschen ereignet, kann für die Hinterbliebenen entweder als belastendes und oft schwer zu überwindendes Trauma manifestieren oder sich als heilende Quelle für den anschließenden Trauerprozess erschließen".*
>
> *(Knipping 2007, 466)*

Hier können die Bedürfnisse von allen Beteiligten mit den zentralen Lebensthemen betrachtet werden, um so eine individuelle und kreative Gestaltung der letzten Lebensphase gemeinsam zu gestalten.
Konflikte in der Begleitung Sterbender und ihrer Zugehörigen entstehen aus Angst, mangelndem Wissen um die Vorgänge im Sterbeprozess und dem dringenden Fürsorgebedürfnis der Begleiter. Konfliktfelder sind häufig die Themen Ernährung und Flüssigkeitsgabe in der Sterbephase und Befürchtungen hinsichtlich eines Dekubitalulcus. Angst vor einem „Verhungern" oder „Verdursten" des Sterbenden sind groß und es braucht immer wieder ein sorgfältiges Beobachten des Bewohners und eine verständnisvolle Aufklärung der besorgten und trauernden Zugehörigen. Für den sterbenden Körper ist Nahrung nicht verwertbar und stellt eine körperliche Belastung dar. Flüssigkeitszufuhr von, für gesunde Menschen normalen Mengen, ist eine falsche Reaktion auf die oft belastende Mundtrockenheit. Künstliche Flüssigkeitszufuhr hat meist eine Zunahme der Ödeme und damit Atemnot

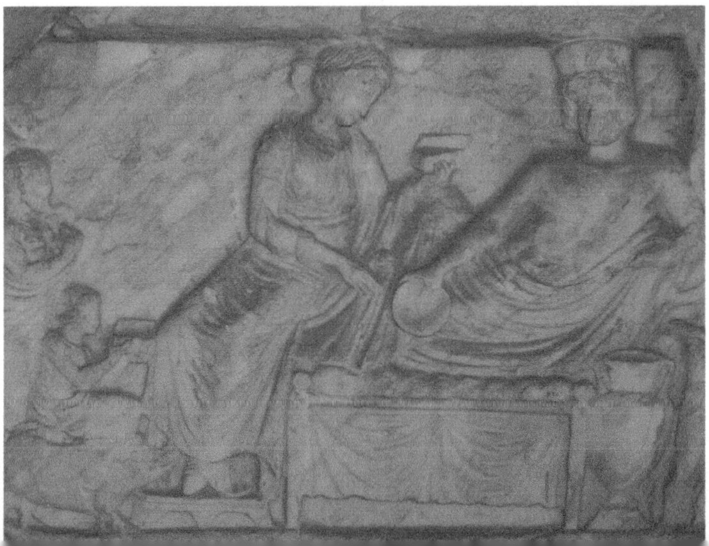

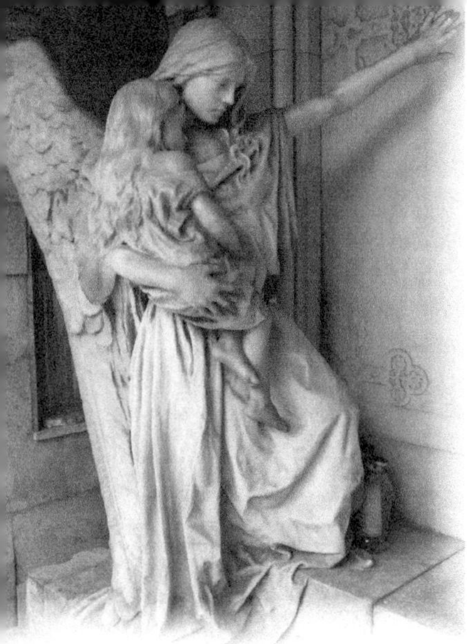

und Schmerzen zur Folge. Eine gute und regelmäßige Mundbefeuchtung, im Sinne der Basalen Stimulation als orales und gustatorisches Wahrnehmungsangebot mit Lieblingsgetränken des sterbenden Menschen ist hier sinnvoll (→ Mundpflege 4.2.3). Das Einbeziehen der Zugehörigen in der Auswahl der Mundpflegematerialien und in der Durchführung kommt eine große Bedeutung zu.
Selbstbestimmung bedeutet auch das Recht auf eigene Entscheidungen bezüglich des individuellen Sicherheitserlebens zu haben. Das bedeutet Prävention darf nur ohne eine Einschränkung der Selbstbestimmung erfolgen. Sturzgefährdete Menschen erleben Sicherheit ohne medikamentöse oder mechanische Fixierung. Bei Unruhe kann durch eine umgrenzende Lagerung Sicherheit und Körperorientierung vermittelt werden. Bei mobilen Patienten helfen beispielsweise rutschfeste Sturzmatten eine Möglichkeit zum Festhalten und Pausieren auf dem Weg zur Toilette.
Schwerkranke und sterbende Menschen haben ein stark erhöhtes Dekubitusrisiko und es gibt keine Möglichkeit allen Risikofaktoren präventiv zu begegnen. Die Möglichkeiten der Palliativpflege hinsichtlich Hautpflege, Druckentlastung und Bewegungsförderung werden solange ausgeschöpft wie sie für den betroffenen Menschen keine Belastung darstellen. Seitenlagerung ist für einen Menschen der unter Atemnot leidet möglicherweise nicht angemessen. Mikrolagerung kann auch Schmerzen verursachen und regelmäßige pflegerische Manipulationen entsprechen nicht dem Ruhebedürfnis das ein sterbender Mensch hat. Präventive pflegerische individuelle Kreativität ist sinnvoll, standardisierter Aktionismus ist für sterbende Menschen nicht angebracht. Einem Dekubitus in der letzten Lebensphase sollte mit einer angemessenen Schmerztherapie begegnet werden und stellen keinen Pflegefehler dar.

Atmosphärische Gestaltung des Abschieds

Wahrnehmungsförderung bei Menschen, die sich in Abschied und in Trauer befinden ist dann sinnvoll, wenn sie genau diesem Menschen entsprechen. Biographische Eigenheiten sind so individuell wie das Leben und in der letzten Lebensphase kann die Atmosphäre in allen Wahrnehmungsbereichen an den persönlichen Gewohnheiten, Vorlieben und an der Normalität des betroffenen Menschen orientiert sein. Visuelle Anregung bietet eine Einrichtung die eher an ein Zuhause als ein Krankenhaus erinnert. Das bedeutet, dass alle medizinisch nicht notwendigen Materialien und Geräte, einschließlich des Patientenaufrichters, nicht im Zimmer sind. Eigene Möbel, Wäsche, Bilder und Dekoration unterstützen die vertraute Umgebung. Manche Menschen brauchen Ruhe, andere lieben es Gespräch, Lachen, Kinder spielen zu hören. Die meisten sterbenden Menschen haben ein größeres Wärmebedürfnis, manchen ist die eigene Decke zu schwer oder sie haben das Gefühl bei niedrigeren Raumtemperaturen besser atmen zu können. Die Umfeldgestaltung setzt Wissen über die Bedürfnisse und die Vorlieben des betroffenen Menschen voraus. Oft sind diese bekannt, wenn die Menschen schon lange in einer Pflegeeinrichtung leben, oder die Zugehörigen können sich in besonderer Weise einbringen wenn sie dazu eingeladen werden.

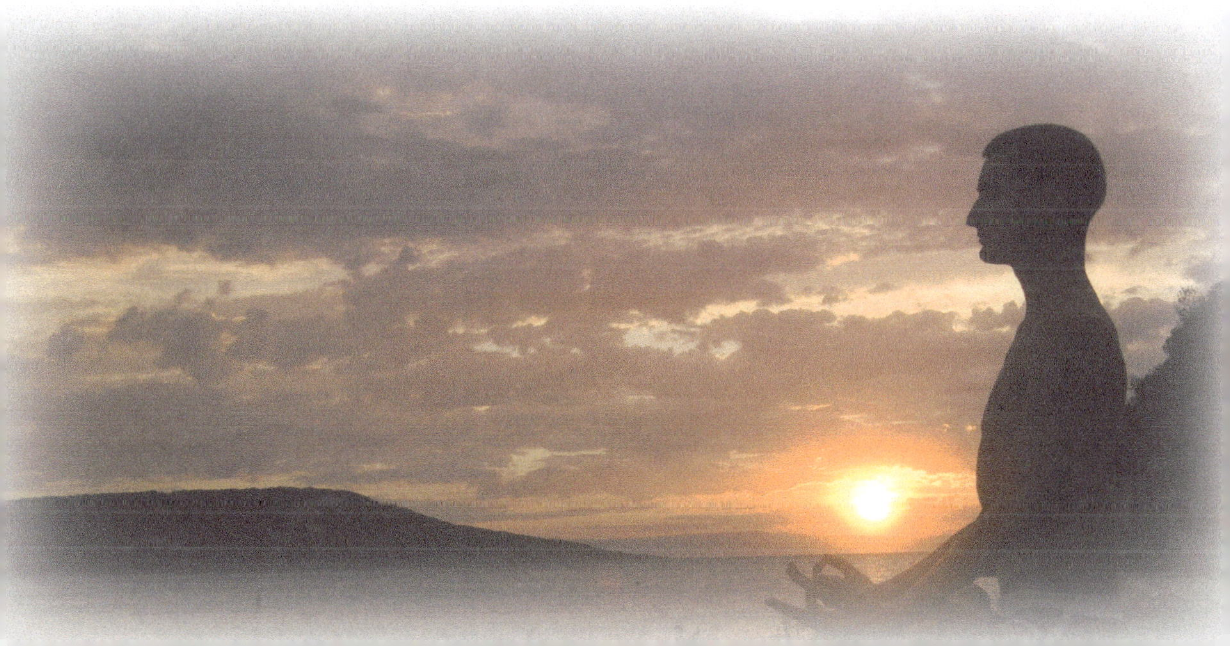

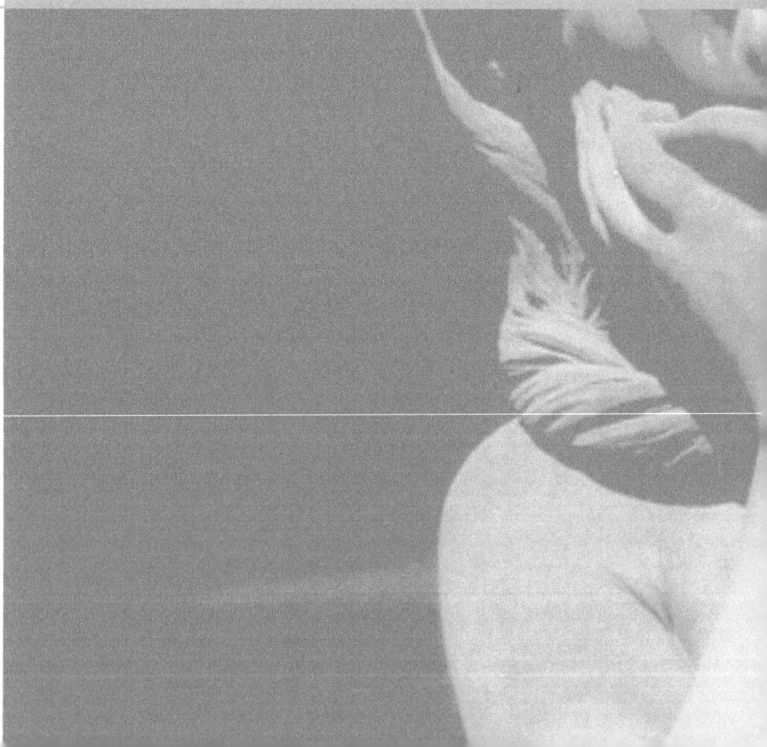

Kapitel 6

Angebote der Basalen Stimulation für sterbende Menschen

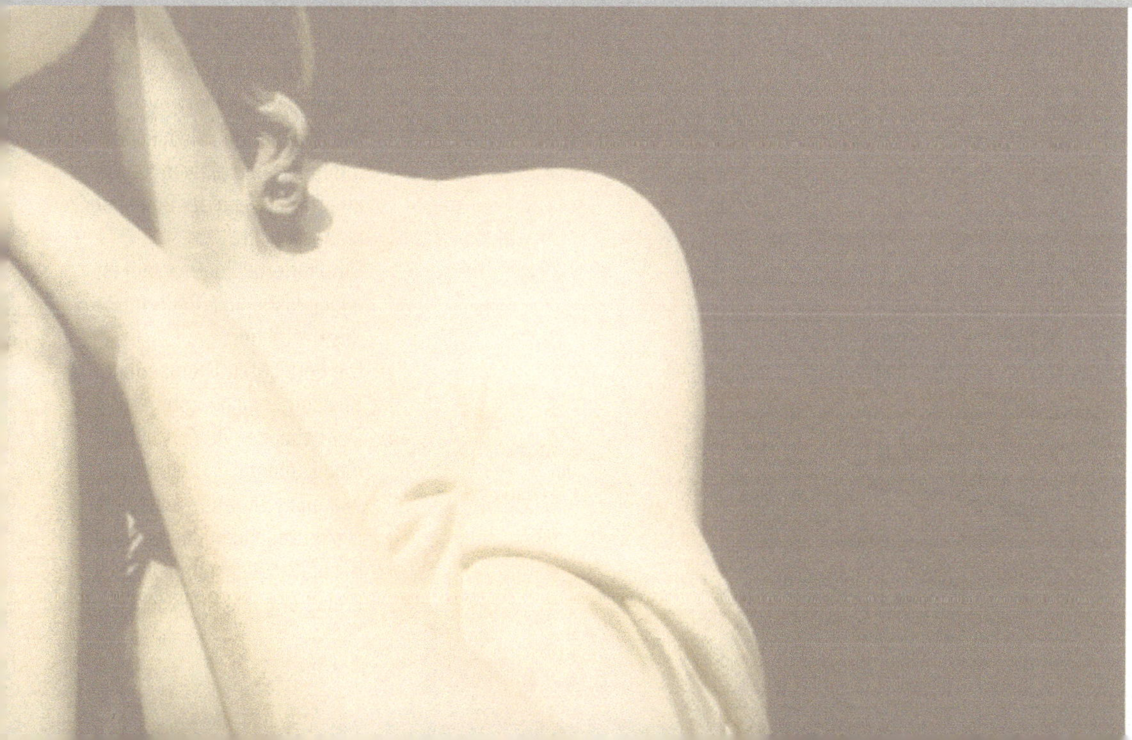

6. Angebote der Basalen Stimulation für sterbende Menschen

Individualität

- Zentrale Lebensthemen (Ziele) als Leitlinie jedes pflegerischen Angebotes
- Individuell angemessene Kommunikation (verbal und / oder über alle Sinne)
- Orientierung an biographischen Lebenserfahrungen und individueller Normalität
- Rhythmus von Aktivitäten und Ruhezeiten orientiert an den Bedürfnissen und Ressourcen des betroffenen Menschen
- Rückzugsmöglichkeit in Nischen (z. B. Baldachin)

Organisation

- Alle Betreuenden wissen, dass dieser Mensch in der letzten Lebensphase ist
- Die Zugehörigen sind anwesend, informiert und aktiv in die Pflege integriert (wenn der Bewohner dies wünscht)
- Strukturierter Tagesablauf ist angepasst an die Bedürfnisse des Bewohners
- Die beteiligten Therapeuten, Seelsorger sind informiert
- Der behandelnde Arzt hat die medikamentöse Therapie der aktuellen Situation angepasst
- Die betreuenden Pflegekräfte haben Möglichkeiten der Entlastung und Reflexion

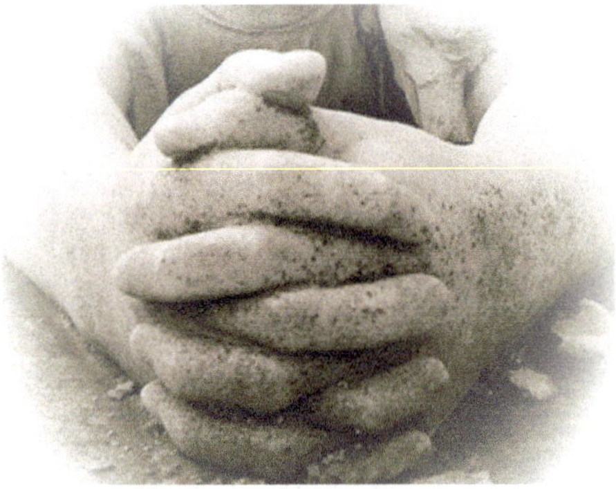

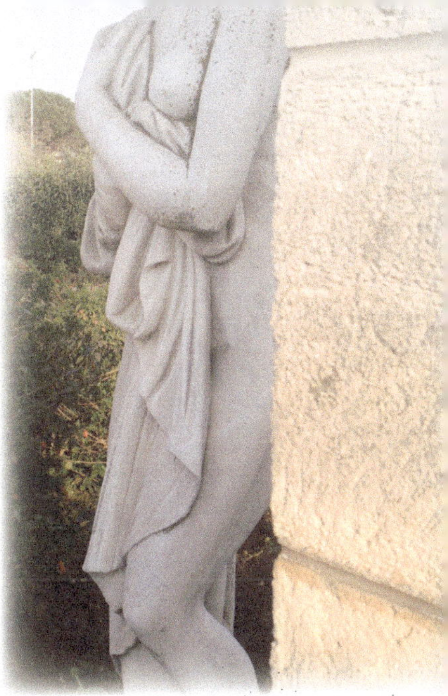

Somatische Angebote

- Professionelle Berührungsqualität
- Professionelle Nähe statt professioneller Distanz
- Begrüßungsberührung parallel zur verbalen Ansprache
- Ausstreichungen
- Beruhigende Waschung
- Belebende Waschung
- Körpererfahrungen – Körperorientierung
  - durch Hände von Therapeuten, Pflegenden und Zugehörige
  - durch geführte Eigenberührung
- Lagerung – Positionierungen
  - Umgrenzend Körperorientieren
  - Situativ
- Atemstimulierende Einreibung
- Einreibungen, Massagen Wickel- und Auflagenanwendungen

Vestibuläre Angebote

- Bewegungsanbahnung
- Aktive und passive Bewegungsangebote
- Ruhe und Beruhigung durch Bewegungsförderung
- Dem individuellen Rhythmus und den Ressourcen angepasst
- Sicherheit erleben bei Bewegung und Sturzgefahr
- Angelehntes Wiegen an der Bettkante
- Schiefe Ebene
- Körperorientierung indem Körpergrenzen erfahrbar sind (Füße spüren den Boden)
- Extremitäten wiegen

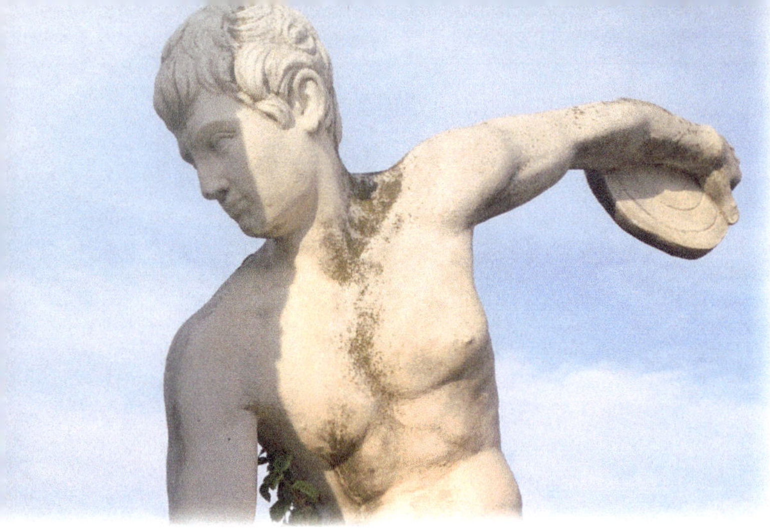

Vibratorische Angebote

- Mobilisierungsvorbereitung
- Wahrnehmung und bewusstes Erleben der Atmung
- Körperwahrnehmung (inneres Bild)
- Wachheit und Konzentration
- Individuelle Normalität mit eigenen Geräten (elektrische Zahnbürste, Rasierer)
- Manuelle Vibration zur gezielten Entspannung bei Spastik
- Eigene Stimme durch summen, brummen, lautieren

Orale Angebote

- Mund erfahrbar machen
- Nahrungsaufnahme (Nahrung kauen und ausspucken z. B. Darmverschluss)
- Schluckstörungen durch orale Wahrnehmungsförderung reduzieren
- Wachheit fördern
- Mundpflege

Gustatorische Angebote

- Lebensqualität durch Schmecken – Leben spüren
- Genuss
- Geschmackswahrnehmung trotzt Schluckstörung
- Mundpflege mit angenehmem Geschmack
- Mundtrockenheit reduzieren
- Zugehörige integrieren

Olfaktorische Angebote

- Biographisch bedeutsame Düfte
- Bekannte, vertraute Gerüche
- Geruchsreduzierung / Geruchsneutralisierung bei schlechtem Geruch
- Duftkompresssen

Auditive Angebote

- Gespräch oder Ruhe
- Radio oder Lieblingsmusik
- Bekannte Stimmen / Geräusche
- Schweigen gemeinsam aushalten
- Entlastungsstöhnen beantworten

Taktil-Haptische Angebote

- Geführte, begleitende Bewegung und Eigenberührung
- Körpererfahrungen
- Taktiles Verstehen und Erfassen
- Pflegeintegrative Angebote

Visuelle Angebote

- Umfeldgestaltung / Umweltgestaltung (Farben / Formen)
- Bilder / Objekte
- Kleidung / Schminke
- Orientierung (Kalender, Uhr)
- Zimmergestaltung – Blick zur Tür, zum Fenster

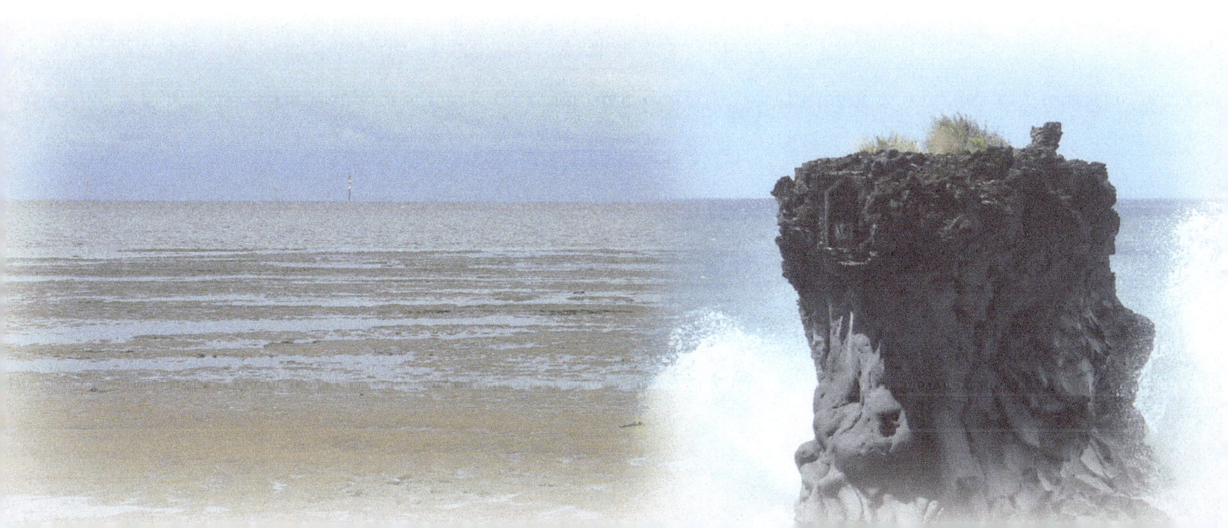

Kapitel 7

Literatur und Index

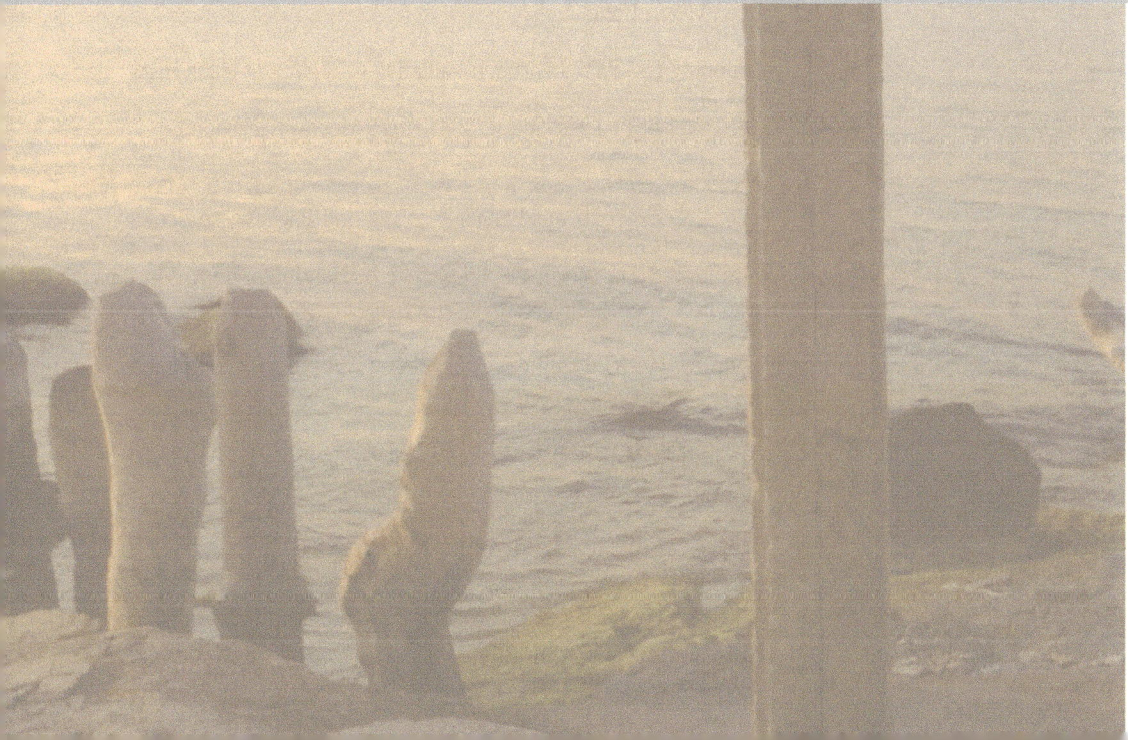

Literatur

Bausewein C. et all, 2010 Leitfaden Palliative Care Urban&Fischer München

Bienstein Ch., Fröhlich A. 2010 Basale Stimulation® in der Pflege. Die Grundlagen; Kallmeyer'sche Verlagsbuchhandlung Seelze-Velber 2003

Fröhlich A. 1999 Basale Stimulation® – Das Konzept Verlag Selbstbestimmtes Leben Düsseldorf

Fröhlich A. 1996 Wahrnehmungsstörungen und Wahrnehmungsförderung; Universitätsverlag C. Winter Heidelberg

Grossmann-Schneyder M., 2000 Berühren; Hippokrates Stuttgart

Husebø S., Klaschik E., 2009 Palliativmedizin; Springer Medizin Verlag Heidelberg

Kern M. 2006 Palliativpflege Richtlinien und Pflegestandards Pallia Med Verlag Bonn

Knipping C., 2007 Lehrbuch Palliative Care, Verlag Hans Huber Bern

McCaffery M., 1997 Schmerz; Ullstein Mosby Wiesbaden

McKenna H., McCann K., 1994 Pflegen heißt auch berühren Altenpflegeforum, Texte aus Pflegeforschung und Pflegewissenschaft

Neander K.D., Meyer G., Friesacher H. Handbuch der Intensivpflege Kap IV-2.3; ecomed Verlagsgesellschaft Landsberg 1993

Sonn A., 1998 Pflegethema Wickel und Auflagen; Thieme Verlag Stuttgart

Thüler M. Wohltuende Wickel, Eigenverlag ISBN 3-908539-01-3

Walper H., 2012 Basale Stimulation® in der Palliativpflege Ernst Reinhardt Verlag München

Index

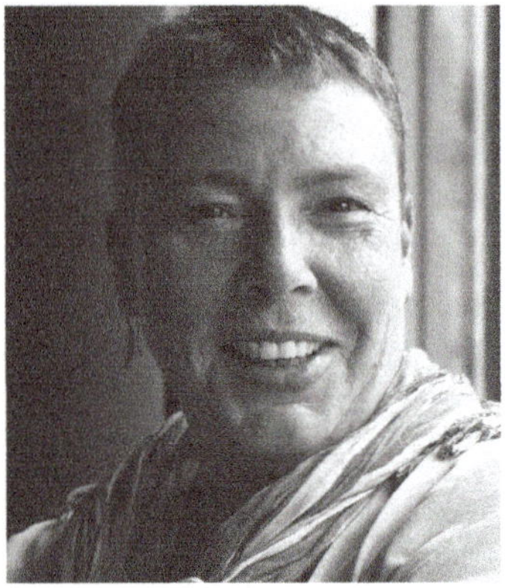

Heike Walper

1984 – 1987:

Ausbildung als Gesundheits- und Krankenpflegerin in Wiesbaden

1987 – 2006:

Gesundheits- und Krankenpflegerin auf verschiedenen Intensivstationen und in der Anästhesie

seit 2006:

Gesundheits- und Krankenpflegerin im stationären Christophorus Hospiz in München (seit Juli 2013 Stationsleitung)

Weiterbildungen:

Krankenschwester für Anästhesie und Intensivmedizin, Praxisanleiterin, Praxisbegleiterin für Basale Stimulation® in der Pflege, Palliative Care, Kursleiterin für Palliative Care, Seminarleitung Basale Stimulation®, Kursleitung Palliative Care, Referententätigkeit und Vorträge zu Palliative Care und Hospizarbeit

Veröffentlichungen

in Fachzeitschriften und Fachbuchautorin

Impressum

Bibliografische Information Der Deutschen Bibliothek

Die Deutsche Bibliothek verzeichnet diese Publikation in der Deutschen Nationalbibliografie; detaillierte bibliografische Daten sind im Internet über http://nb.ddb.de abrufbar.

Bibliographic information published by Die Deutsche Bibliothek

Die Deutsche Bibliothek lists this publication in the Deutsche Bibliothek; detailed bibliographic data is available in the internet at http://dnb.ddb.de

Heike Walper

Basale Stimulation

ISBN: 978-3-941251-64-9

Titelbild: „Der Raub der Proserpina" Giovanni Lorenzo Bernini, 1621–1622, Galleria Borghese (Rom)

Typografie und Gestaltung: Evgenia Motz, emo concept

Druck: MCP, Polen

www.hospiz-verlag.de